# 医者が教える
# 本当に病気を治す医者の選び方

岡本 裕

アスコム

# はじめに

「日本は世界一の長寿国で、健康保険制度も整っている医療大国だ」と思っている日本人は多いと思います。では日本は世界で一番、人々が元気で健康に暮らしている国でしょうか。その質問に、「はい、そう思います！」と即答できる人は、意外に少ないのではないでしょうか。現に、日本は、寝たきりや認知症のお年寄りも多く、また大往生を遂げる比率も高くないと言われています。そこにはなにか、解決しなくてはいけない問題が潜んでいるはずです。

たとえば、「病気はお医者さんが薬を使って治すものである」という言葉を聞いて、どう思いますか？　違和感はありませんか？「そりゃそうでしょう？」と答えたあなたは少々危険です。今すぐこの本を買って、読み始めてください。きっと危険の意味がわかると思います。

ちなみに病気は医者が治すものではありません。医者が手助けをして、患者自身が治すものです。また、薬は病気を治すものではなく、抑えなければならない症状を一時的に緩和してくれるだけのものです。つまり、患者が自分で病気を治す間の時間稼ぎをしてくれるものです。この基本的な事実を認識していない医者と患者には、病気を治すことはできません。

私は日本の医療の世界に絶望して臨床医をやめ、仲間の医師たちとバーチャル医療機関である「e‐クリニック」を立ち上げました。そこで日々、本気で病気を治したい患者さんたちの相談に乗っています。その成果は着実に上がっており、大病院の医師から「もう治療法がない。余命3カ月」とさじを投げられた末期がんの患者さんが、それから10年も健康体で元気に生活していたりします。

私は学生のころから、勉強や仕事に疲れると、好奇心にまかせて、あちこちふらっと海外に出る傾向にあります。それはストレス発散のためもあるのですが、その地域の人々が病気や健康をどのようにとらえてどのように生きているのかにも大いに興味があるからです。たとえばつい先日も、パキスタンのフンザ地方に遊びに行きました。ここは一部の旅行者から「伝説の地」とか「桃源郷」と呼ばれている秘境で、行くだけでも片道3日かかりますが、あらゆる意味で人類の理想郷と呼べる場所と言えます。

そこでは人々はほぼ完全に自給自足しており、食糧は地産地消。人々の学力は高く、大学進学率は日本を上回ります。そして特筆すべきは、お年寄りがとても元気なことです。この村には私たちがイメージするような病院というものがなく、ほんの小さな診療所しかありませんが、寝たきりの人や認知症の人はほとんどいません。

この村の人々は、病気は自分で治すものであることを知っています。だから日ごろから健康を維持することに努力し、具合が悪くなったら自分で治します。診療所に行くのは、自分では手に負えなくなった病気やケガの人だけです。

「病気を治す」とは、こういうことを言うのです。だから「病気を治す医者」は、医療の正しい方向を患者に示すことができなければなりません。本書は自戒も含め、今の医療に警鐘を鳴らしながら、ひとりでも多くの人に元気で健康な人生を送ってもらいたいと考えて書きました。ぜひ参考にしていただきたいと思います。

「本当に病気を治す医者」とは、単に患者さんの病気を治そうとするだけでなく、患者さんを活かそうとする医者であり、正しい医療のあり方を熟知し、それを実践する医師のことなのです。

岡本　裕

# 医者が教える　本当に病気を治す医者の選び方　目次

## 第2章　病気を治す医者の見分け方

## 第3章 薬に頼る医者は、信用するな

## 第4章 ほとんどの医者は、「がん」を理解していない

## 第5章　〝病気を治せる医者〟だけが知っていること

すべてに例外はつきものです。本書では明解さを優先させるため、ごく少数の例外があることを承知のうえで話を展開しています。その点をご留意いただければありがたいです。

# 第1章

# 病気を治す医者とダメ医者は、ここが違う

ポイント 01

# ダメ医者は症状を抑え、病気を治す医者は原因を取り除く

## 日本の医療現場は、こんなにゆがんでいる！

現代日本の医療はほとんどが西洋医学です。

まだ200年くらいの歴史しかない**西洋医学は、病気による症状の緩和を最大の目的として治療にあたります。**そのため、ときとして見当違いのことをして「治った」と思ってしまうことがあります。

そして今の日本の患者さんも、ほとんど西洋医学のお医者さんしか知りません。ほかのお医者さんにかかりたくても、どこにどんな医者がいるかわからず、健康保険もきかないのでは、二の足を踏んでしまうでしょう。**そういう状況が、日本の医療をいびつなものにゆがませてしまっています。**

さらに困ったことには、当事者たちである医者も患者も、今の日本の医療がおかしな状態であることに気づいていません。少しは気づいているのかもしれませんが、状況に安住しているので、わざと考えないようにしています。

その代表例が、**病院で大量に処方されている薬です。**中年以上の人たちが集まって食事をしている風景では、ほとんど全員が食後に薬を飲んでいます。1、2種類ならかわいいもので、4種類、5種類もの薬を几帳面《きちょうめん》に飲んでいたりします。なかには、食前、食中、食後と薬を飲み分けている人もいます。

これが**老人ホームだともっとすごいことになります。**人によっては20種類もの薬を持ち込んで、ヘルパーさんにピルケースに分けてもらい、せっせと飲んでいます。**まるでたくさん薬をもらっている人が偉いかのようです。**薬を出すほうも、もらうほうも、大きな勘違いをしているのです。

## 高血圧や糖尿病は、そもそも医者にかかる必要がない病気

西洋医学の危ういところは、症状の緩和に注目するために、ともすれば**症状が病気の本体だと思い込んでしまう**ことです。

たとえば、ある患者さんが胃がんの手術をしたとします。手術は成功し、がんはなくな

りました。患者さんは「これで治った」と思い、医者も「成功した。治した」と思いますが、それは違います。

**がんを切った、薬や放射線で小さくしたというのは、がんを治したことではありません。単に、命を危うくしていた状況を打開したにすぎないのです。**詳しくは第4章で説明しますが、目に見えているがんは病気の正体ではないのです。

子ども向けのお話では、次々とやってくる敵は黒幕の手先でしかなく、いくら倒してもなかなか黒幕までたどり着かないというものがよくありますが、がんもそれに似ています。今、手術で切り落とした胃がんは、がんの発生源ではありません。**病気の原因になっているものをやっつけない限り、何度でもがんは再発します。**

いわゆる生活習慣病というのも同じです。医者は血圧を下げよう、血糖値を下げようと一生懸命に治療にあたりますが、高血圧になっている原因、高血糖になっている原因を解消しなければ、いくら薬を飲んでも治りません。

それどころか、**高血圧や糖尿病は、そもそも医者にかかる必要のない病気なのです。**このあたりに、今の医療の大きな矛盾が見えています。

ポイント
02

# 病気を治す医者は、東洋医学をタブー視しない

## 患者一人ひとりに合わせた治療のできない医者が多すぎる

「**さじ加減**」という言葉をご存じだと思います。昔の日本には漢方医しかいませんでしたが、その医者が薬（当然、漢方薬です）を調合するのに使ったのが「さじ」で、「さじ加減」とは、**一人ひとりの患者の体質や病気の状態に合わせて、医者が薬の調合を変えていたこと**を表しています。

では現代のお医者さんたちはどうやってさじ加減をしているのかというと、驚いたことにそれは禁じられているのです。

私は医者になるとき、自分の良心と裁量でいい仕事をしようと決意していました。自分の知識と経験、技術を活かし、一人ひとりの患者さんに合わせた治療をして、多くの患者さんを治していこうと考えていました。しかし、医療の世界に入ってすぐに、それは私の勝手な思い込みであったことがわかりました。

**今の日本では治療の選択に医者の自由裁量は認められず、政府の決めた「標準治療」以外は厳しく制限されていたのです。**

それに加えて、昔と違って今は簡単に患者が医者を訴えます。標準治療のガイドラインを外れた治療で患者に不利益が生じると、違法行為と見なされ、ひどい場合には逮捕されてしまいます。これでは怖くて、誰も踏み込んだ治療をしようとは思わなくなります。

その結果、まるでブロイラーのように患者さんを標準治療で「処理」していく病院の姿ができあがりました。何時間も患者さんを待たせておいて、診察はろくに顔も見ずに数分間。**出てくる言葉が「とりあえず薬を出して、様子を見ましょう」というのでは、医者は薬の自動販売機と変わりません。**

## 患者のことを考える医者ならば、西洋医学以外の選択肢を認めるはず

日本の医療が西洋医学一辺倒であり、しかも標準治療以外の選択肢が認められていないという現状はご理解いただけたと思います。

そうなると、「一人ひとりの患者に合わせた医療」は夢物語になってしまいますが、打開策はあります。

たとえば、西洋医学以外の医学。日本の医学界は現代の西洋医学が最新の医学で、万能であると固く信じていますが、**中国の伝統医学である中医学やインドの伝統医学のアーユルベーダなども、視点が異なるだけですばらしい医学です。**そのほかにも民間療法として患者さんたちから支持されているものも数多く存在するので、西洋医学以外の選択肢はたくさんあります。

とくに私が注目しているのは、中医学とアーユルベーダです。私は西洋医学だけでは患者さんの期待に応える医療ができないと認識してから中医学を学びました。そして、**中医学が西洋医学を補完してくれる有用な医療である**ことを確認しました。

漢方が患者の体質や状態を考慮して治療の方向を決める医療であることは、みなさんもどこかで耳にしたことがあると思います。ちなみに漢方は中医学を日本で独自に発展させたものですから、中医学も患者一人ひとりに合わせたオーダーメイド医療を行います。**西洋医学の強力な診断力と即効性に中医学のオーダーメイド的な治療が加われば、硬直した西洋医学の標準治療よりもずっと効果のある治療が実現するでしょう。**それが日本の医療を大きく変えることになると、私は信じています。

ポイント 03

# 「とりあえず～」「様子を見ましょう」と言う医者は、信用してはいけない

## ダメ医者は面倒を避け、「無難な治療」に走ろうとする

「**とりあえず**薬を出しておきますから、それでも調子が悪かったらまた来てください」

「検査では別に異常はないようです。**とりあえず**痛み止めを出しておきますね」

「あいかわらず血圧が高いですね。降圧剤を増やして**様子を見ましょう**」

こういった医者の言葉が、今日も日本中の診察室で聞かれることでしょう。もしもみなさんが診察室を盗み聞きして回ったら、**いかに「とりあえず」や「様子を見る」という言葉が多く使われているか**に愕然《がくぜん》とするはずです。

前の項目で、今日の日本の医療現場では、標準治療以外の選択肢が認められないという話をしました。そして患者の数は多く、医者は診察に時間をかけられません。その結果どうなるかというと、**医者は患者の状況を深く知ろうとせずに「無難な」治療に走ろうとします。**「とりあえず」や「様子を見る」が多発するのは、そのあらわれです。

これは言い方を変えれば、表面だけの医療です。検査技術が日進月歩で向上しているために、患者を深く知ることは検査に任せてしまい、医者はデータをあてはめて標準治療に

沿った治療方針を選択するだけ。これが今の日本の医療現場です。

そこから外れたことをしようとすると、時間と手間がかかり、患者さんには不安がられ、へたをすると訴訟や逮捕のリスクまであります。だから事なかれ主義の医者たちは、面倒を避けて無難な方向に逃げ込むのです。**文句を言われないように、ほかの医者と違うことはしない。これが〝ダメ医者〟たちの処世術なのです。**

## 本当に患者を治したいなら、医者は戦うしかない

医者も患者も医療を勘違いして生きている現代では、**本当の医療を追求しようとすると「異端者」のレッテルを貼られかねません。**病院に勤務する立場でそれをしようとすれば肩身が狭くなり、ついには退職せざるを得なくなります。そのことは、実際に大学病院を退職した私がよく知っています。

しかし、どう考えても今の医療は間違っているのです。患者が元気で長生きすることを目標とせず、**目先の症状を解消することだけに注目し、薬漬け、検査漬けにした揚げ句に自己治癒力を徹底的に破壊して廃人同様にしてしまいます。**そんなものが本当の医療であ

るはずがありません。

かつて私はそう考え、志を同じくする医者たちとバーチャル医療機関である「e‐クリニック」を立ち上げました。そして医者に見放された患者さんたちと真剣に向き合い、重度のがんから生還したサバイバーの人たちとネットワークを作りました。

その結果、私は医者としてのエリートコースからはドロップアウトしましたが、一人ひとりの患者さんに対して存分に「さじ加減」ができる立場になりました。**西洋医学の医者から「もう助からない」と言われた患者さんたちが、私たちのところへ来たことで元気に社会生活を営んでいます。**これこそが本当の意味での〝病気を治せる医者〟のあり方です。

政府の言いなりで世間に認められた医者の肩書きと立場、大して多くもない報酬、それに対してストレスフルな日常、自分の生きる道はこれでいいのかという疑問、普通の人よりも短い寿命。これが無難な道を選んだ〝ダメ医者〟たちの姿です。そんな姿になるよりは、医療のあり方を自分たちの手で変えようと立ち上がって戦うべきです。

ポイント 04

# 病気を治す医者は「医者ができることは限られている」と知っている

## 病気を治すのは医者ではなく患者自身

**西洋医学のお医者さんたちが一番勘違いしているポイントは、「病気を治すのは患者自身である」ということです。**受験勉強をはじめとして、何年も苦しい勉強に耐えて医者になったのですから、「自分が治している」と思いたい気持ちはよくわかります。しかし、医者が病気を治したという例は、ただのひとつもありません。医者ができるのは治ろうとする患者を手助けすることだけです。

「あの先生に食道がんを取ってもらわなかったら死んでいた」

と話す患者さんは多いでしょう。でも、がんの切除は病気を治したのではなく、急を要する障害を取り除いただけです。**多くの医者も患者も「症状を抑える」ことと「病気を治す」ことを混同しているの**で、そういう表現になるのです。

できてしまったがんを切ったり、治療で小さくしたりするのは医者にしかできないことです。しかし、「がんができる原因」を取り除くことができるのは、患者本人だけ。たとえば**仕事のストレスと不規則な生活ががんの原因だとしたら、仕事を変えたり、生活習慣**

**を改めたりといったことは、医者には手が出せません。**

多くの病気は体によくない生活習慣や生活環境、自己治癒力の低下などが原因で起こります。医者が患者さんに対してできるのは、命に関わる症状を緩和し、患者さんと一緒になって病気の原因を探り、その解消方法を模索することです。

病気を治すのはあくまでも患者本人である。これをきちんと認識しておくことが、元気で長生きするための秘訣です。

## 医者の告知で病状が悪化することが、あってはならない

病気を治すのが患者であるということは、医者の仕事は患者のサポートにほかなりません。**病気を治そうという患者の前向きな気持ちを励まし、自己治癒力を最大にするようにしていく**のが、患者に寄り添う医者の義務になります。

ところが、現実はそうなっていません。とくに目立つのが「がん告知」のシーンにおける医者の不用意な発言です。

**「かなり進行した胃がんです。もう手術は手遅れで、抗がん剤治療で延命しても、長くて1年の命ではないでしょうか」**

こんなことを言われたら、絶望しない人はいないでしょう。実際に、がん告知をきっかけに病状が急激に悪化したり、自殺してしまったり、自暴自棄になってしまったりする患者さんがたくさんいるのです。

少なくとも、私ならそうは言いません。

**「中期の胃がんですが、○○さんと同じ状況から生活習慣の改善を始めて、完治した人が何人もいますよ。その人たちに会って、具体的な話を聞いてみますか？」**

「病は気から」ということわざがありますが、それはある面では真理で、気持ちのもちようで人体の自己治癒力は大きく変わるのです。自分の病気について正確な状況を知るのは大事ですが、いい加減な情報に振り回されて絶望するのはマイナスでしかありません。

そんなことも知らずに、**マニュアルを棒読みするように人が傷つくことを平気で口にする現代の医者は、医者である前に人としての修業をやりなおす必要があります。**

ポイント 05

# あなたは、ダメ医者にとって「おいしい患者」になっていないか？

## 病気を治す医者は、患者離れがいい

「親離れ、子離れ」という言葉がありますが、医者には「患者離れ」というものがあります。**「この患者さんは自分のところで治療するよりも、あのドクターに任せたほうが早く治る」**と思ったら、さっさと紹介状を書いたり電話をかけたりしてそちらに送る。そういうお医者さんは、おそらく〝病気を治す医者〟です。

同様に、**「もう薬はいりませんね。もし痛くなったらまた来てください。今日で治療は終わりです」**と患者を解放するのも「患者離れ」のいい医者です。

そうではなくて、ああだこうだと理屈をつけて別のところに行きたいという患者を引き留め、**手放そうとしないのはたいてい〝ダメ医者〟です**。あるいは、もう飲む必要のない薬をだらだらと出し続け、「薬がなくなったらまた来なさい」と命じるのも、多くは〝ダメ医者〟です。

この場合の**〝病気を治す医者〟と〝ダメ医者〟の違いは、目の前の人を「患者さん」と思っているか、「お客さん」と思っているかにあります。**

「患者さん」と思っているなら、早く病気を治して健康になってもらおうと願いますから、「もう大丈夫」と判断したら通院から解放し、「ほかの先生にかかったほうがいい」と判断したら、そちらに行くように指示します。それが患者さんに対する医者の態度であるべきです。

そうではなくて「お客さん」と思っている場合は、生かさず殺さずお金を巻き上げ続けようと考えます。わざわざ商売敵《がたき》にお客さんを渡すなどは論外で、しっかり囲い込んで息の長いリピーター客になってもらおうとします。

**今かかっている医者が〝病気を治す医者〟なのか〝ダメ医者〟なのかの判断は、自分がどちらの扱いをされているかでわかります。**

## 「おいしい患者」は、手間がかからず、儲けさせてくれる

ところで、〝ダメ医者〟はすべての患者を囲い込んで離さないわけではありません。病気にはカテゴリー1（医者がいなくても治る）、カテゴリー2（医者がいれば治る）、カテゴリー3（医者がいても治らない）の3種類がありますが、**囲い込まれるのはもっぱらカ**

**テゴリー1の患者さんです。**どういう病気かというと、高血圧や糖尿病、高脂血症といった、いわゆる生活習慣病です。一部の医療機関などからは「おいしい患者」と陰で呼ばれているグループです。

なぜ「おいしい患者」が囲い込まれるかというと、この人たちは**すぐに死んだり、病状が悪化したりすることがなく、簡単に治ってしまうこともなく、長期にわたって通院してくれて、検査を受けたり、大量の薬を買ったり、定期的な診察を受けたりしてくれるから**です。医者の立場から見れば、楽に儲けさせてくれるお得意様ということになります。

では、〝病気を治す医者〟からは「おいしい患者」はどう見えるのでしょうか。答えは簡単で、「そもそも病気ではないのだから、病院に来る必要のない人たち」です。多くの生活習慣病は、薬に頼らず、病気を引き起こしている生活習慣を改めることで治りますから、薬も検査も必要ありません。だから**生活習慣病の人が〝病気を治す医者〟に受診すると、きついことを言われて追い返されてしまいます。**

ポイント
06

# 「診察時間が3分」の医者は、信用してはいけない

## 「薄利多売」を強いられる医者たち

今の病院を皮肉った言葉に「**3時間待ちの3分診察**」というものがあります。待合室でたっぷり待たされた揚げ句に、呼ばれて診察室に入れば、電子カルテを注視したままでほとんどこちらを見てくれない医者からおざなりの言葉をかけられ、前と同じ薬を処方されて「また来月来てください」。これでは患者が「大事にされていない」と感じても仕方がないでしょう。

**なぜお医者さんはまっすぐ患者に向き合おうとしてくれないのでしょうか。**それにはさまざまな理由があり、また今の医療機関の矛盾も関係しています。

3時間待ちはともかく、3分診察には明白な事情があります。病院の医者は、**午前中だけで50〜60人の外来患者を診察**しなければなりませんが、午前の3時間で60人を診察するなら、単純計算でひとりの持ち時間は3分になります。実際にはカルテに書き込んだり、お医者さんがトイレに行く時間も必要なので、平均すると3分以下になってしまうでしょう。

なぜそんなにたくさんの患者がノルマになっているかといえば、**日本の医療が「薄利多売」だからです**。政府の定めた医療報酬では、そのくらいの数の患者さんを診察しなければ、病院経営が成り立たないのです。

だから、**本来は病院に来なくてもいい生活習慣病の人たちを囲い込んでリピーター客にし、経営の柱にする必要があるわけです**。「おいしい患者」とはいっても、それで暴利をむさぼっているわけではありません。

そういう事情から、シャイな医者は患者さんの顔を正視できないのかも知れません。

## 西洋医学はデータ重視、個人差無視になっている

西洋医学が今日、「医学の王道」の地位を占めているのは、その**強力な検査技術と、即効性のある対処療法**の発展があるからです。そしてなにより、西洋医学は患者の個人差をあまり考慮しませんから、医者にとってはわかりやすい医学です。あの人も、この人も、同じ病名なら同じ病気。したがって治療方針も投与する薬も同じになります。

**患者の姿を見るより、検査のデータをしっかり見るほうが大事**。それが西洋医学の正体

です。したがって、たった3分間の診察で中心になるのは電子カルテに書き込まれたデータのチェックで、患者さんの顔色を見たり、聴診器で胸の音を聞いたり、脈をとったりという昔ながらの対面診察は、ほとんど行われなくなりました。それなのに、お医者さんたちは首に高価なブランドものの聴診器をぶら下げていたりします。

確かに現在の医療が置かれている状況を見れば、それもある意味では仕方がないのかもしれません。しかし、それは現実を変えようとしない場合の消極的な見方です。

**私は、こんな医療は間違っていると思います。**どうすればいいかというと、まずカテゴリー1の「おいしい患者」を病院から追い出します。彼らには自宅でしっかり生活習慣を改善し、自然治癒力で健康を取り戻してもらいます。そうすれば、ひとりの医者に60人もの患者は来なくなりますから、一人ひとりの患者さんにじっくり時間をかけて診察することができます。

「そんなことになったら、病院が潰れてしまう」と言う人もいますが、**ムダを省いて税金の垂れ流しをやめれば、もっとスリムな医療体制が作れます。**

ポイント

07

# 看護師や病院のスタッフの評判で、その医者の「目線」がわかる

## 「内部の評判」は意外に重要

自分がかかっている医者が〝病気を治す医者〟なのか〝ダメ医者〟なのかは、その病院内部での評判を聞けばすぐわかります。**病院のスタッフや看護師たちから悪口を言われているような医者は、だいたいにおいて〝ダメ医者〟です。**

どうしてそうなのかというと、スタッフや看護師から悪く言われる医者は、上から目線で物を言い、彼らに理不尽なことを押しつけることが多いのです。**心のなかで「医者が一番偉い」と思っているために、暴君のようにふるまいます。**もしかすると、そうやってストレスを発散しているのかもしれません。

たとえそうは思っていないにしても、自分の感情を抑えることができず、つい感情むき出しの物言いをしてしまうのかもしれません。そのほかには、セクハラ、パワハラが原因のこともあります。情けないことですが、**依然としてそういうことをしてしまう医者は少なからず存在するようです。**

ではどうやってスタッフや看護師から医者の評判を聞けばよいのでしょう。一番簡単なのは、仲良くなって一緒にご飯を食べに行ったり、お酒を飲みに行ったりすればいいのです。変な下心があると思われると厄介ですが、「あそこのレストランのシェフが友だちなんだ。今度、何人かで食べに行かない？」と誘えば、うまくいくかもしれません。

あるいは、**地元の医療機関なら知り合いが勤務している可能性もあるでしょう。**友だちの知り合いまで交友範囲を広げれば、きっと誰か見つかります。

## 白衣を着ると豹変する医者

私のところに相談に見える患者さんのなかには、主治医の悪口を延々と吐き出し続ける人がいます。それもひとつのストレス解消だと思い、私は黙って聞いていますが、なかには私のよく知っている医者が主治医のことがあります。

**私は「いい先輩」だと思っている医者のことを、患者さんが鬼か悪魔のように述べ立てている**のを聞くと、「もしかして同姓同名の別の医者なのではないか」と思ってしまったりします。でも、間違いなく同一人物なのです。

どうしてそういうことが起きるのでしょうか。私の先輩は二重人格なのでしょうか。

答えは半分イエスで、**白衣を着た瞬間に性格が少し変わってしまう人がいるのです。**と言っても精神病とかではなくて、白衣を着て「私は医者です」という姿になることが、舞台で演技をする役者さんのような役割を果たすのでしょう。

そのために、**患者さんに対して一線を引くような態度となってしまい、高圧的な物言いに思われることが多くなります。**医者であることに対するプライドが、エリート意識を刺激して、さらに患者さんを見下すことになるのかもしれません。

もちろん、**白衣を着ても患者さんに対等な目線で向き合い、ウェルカムな姿勢、オープンな態度を変えない医者もいます。**それは意識してそうするように心がけているからでしょう。そういう医者が〝病気を治す医者〟であり、スタッフや看護師からも尊敬され頼られる存在になっていくはずです。

医者に限らず、立場で態度が変わってしまい、誰かの心を傷つけてしまうということはよくあるのかもしれません。「そんなはずはない」「自分は大丈夫」と過信せず、ひそかにチェックしてみることが必要です。私もそうしています。

ポイント
08

# 初歩的な質問にも
# きちんと答える医者は
# 信用できる

## 素人が初歩的な質問をするのは当たり前

よく診察室から「そんなこと聞いてどうするの？　大丈夫だと言ってるんだから、素直に信じなさいよ。病気を治したいの、治したくないの、どっちなの？」といった怒鳴り声が聞こえてくることがあります。患者さんの質問攻めに業《ごう》を煮やした医者が、ついにかんしゃく玉を破裂させたのでしょう。**しかし、怒鳴ってしまっては患者が萎縮するだけで、よいコミュニケーションを築くことはできません。**

おそらくこの医者は、「患者は黙って医者の言うとおりにしていればいい」という考え方の持ち主なのでしょうが、患者だって同じ人間ですから、ただやみくもに従えと言われて、「はい、そうですか」と聞く人ばかりではないはずです。

不安なことがあれば確かめたいと思うのが人情で、初歩的な質問を繰り返されたからといって怒ってしまう医者のほうに非があります。**そもそも不安があるということは、まだ医者と患者の間の信頼関係がしっかりできていないということ**ですから、ここでは怒ってしまうのではなく、じっくりと患者に向き合い、ひとつずつ不安の種を潰していくべきです。

私に言わせれば、「ここが不安」「これがわからない」と言ってくる患者さんは、病気に前向きに対処している人だと思います。**前向きの人は自然治癒力が高いので、少しの努力で病気をやっつけることができます。**それなのに怒って萎縮させてしまっては、病気を重くさせるようなものです。

## 〝病気を治す医者〟は正直に「わからない」と言う

そういう〝ダメ医者〟が怒鳴ってしまう原因のひとつに、「答えがわからないから」ということもあります。調べないと答えられないが、**「知らない」と言うと医者の沽券《こけん》にかかわるから、怒鳴って誤魔化《ごまか》してしまう**というわけです。あまりにも子どもっぽい反応ですが、お医者さんのなかには結構、こういう人がいます。高学歴でエリート意識の高い人ほど、中身はお子様だったりするものです。

しかし、親身に患者さんと向き合おうとしている医者なら、知らないことは正直に「知りません」と言うはずです。べつに勉強を怠けていて知らないわけではなく、たまたま患者さんの感じた疑問が想定外だったために、今すぐ答えることができないのです。それは「今すぐお答えできないので、後で調べてお答えします」と言っても恥ずかしくはないはずです。

**知らないことを恥と思うのは、自分を大きく見せたい、コンプレックスの強い人に多い現象です。**エリート意識と、じつはたいしたことのない自分のギャップがコンプレックスになっていて、そこを刺激されると強く反応してしまうのです。

誰も「そんなことも知らないのか、ヤブ医者だな」などとは言わないのですから、素直に「知らない」「わからない」と言っても構わないはずですが、どうしても感情的になってしまう。きっと本人もわかっていて、どうすることもできないのでしょう。

私は世の中にたくさん知らないことがありますから、正直に「わかりません」と答えています。どうせ見栄をはっても、すぐにばれてしまいますから。

ポイント 09

# 「すぐ検査をする」「たくさん薬を出す」のがダメ医者である

## 世界の3分の1のCT、MRIが日本にある

日本は世界に冠たるCT、MRI王国です。**体にX線をあててそのデータをコンピュータ解析し、体の輪切りの画像を映しだすCTと、磁力で体の輪切りの画像を映しだすMRI**の、なんと**世界の3分の1が日本にある**のです。

人口比で言えば日本は世界の60分の1ですから、3分の1が日本にあるというのは明らかな偏在です。なぜそんなにも多くの検査装置が日本に存在するのでしょうか。

その答えは、先にもふれた医療報酬の問題にあります。政府が決めた医療報酬では、医者の技術料が非常に安く設定されています。以前はその代わりに、薬で儲けていいという暗黙の了解があったのですが、今は外部薬局の利用が推進されているので、その暗黙の了解はホゴにされています。そこで**医者は検査で稼ぐしかなくなりました。**

また、日本人の患者は先端医療が大好きです。CTができればCTのある病院へ、MRIができればMRIのある病院へ押し寄せましたから、病院側も無理してでもCTやMRIを設備する必要があったわけです。**その設備投資を回収するために、せっせと検査が行**

**われています。**

その流れで、「そろそろ」「たまには」「念のために」という決まり文句で検査を勧められ、必要がなくても最新設備のお世話になるという図式ができました。しかし患者にとっては、どれが必要な検査で、どれが設備の稼働率を上げるための不必要な検査かはわかりません。結果として「なんだか、検査ばかり受けさせられているなあ」という気分だけが残ります。これは日本の医療にとって、不幸なことです。

## 世界の薬の5分の1を日本人が消費

CTとMRIは3分の1でしたが、**日本における薬の消費量は、世界の5分の1です。**人口比60分の1に対して5分の1というのは、これもまた大きすぎる数字です。

そして問題にすべきは、最先端の検査装置や医薬品が、日本で大量に使われているという事実があまり知られていないことです。みなさんは5分の1とか3分の1という数字をご存じでしたか？　私のまわりの人たちは、まったく知りませんでした。

世界の5分の1の薬が日本で使われているというのは、日本が先進国であるということを考慮しても、異常なことです。そしてその数字がニュースにならないというのも異常です。これは、**政府とマスコミ、医療関係者、製薬関係者がみんなで結託して箝口令《かんこうれい》をしいているると考えるのが自然です。**

普段は威勢のいいことを言っているマスコミが、こと医療関係の矛盾に関しては口をつぐんでしまうのはなぜでしょう。大口のスポンサーである製薬会社を敵に回したくないからではないかと勘ぐられても、仕方ないでしょう。

**〝病気を治す医者〟というのは、こうした暗黙の了解や業界慣習に勇気を出して立ち向かっていける人たちです。**「長いものに巻かれろ」「寄らば大樹の陰」「金持ちケンカせず」と言っている医者は、西洋医学一辺倒の政府に飼い慣らされているわけですから、正しい医療などできません。少なくとも、「いい医者はやたらに検査や薬に頼らない」ということだけは覚えておきたいものです。

ポイント
10

# 金づかいが派手な医者は、疑ったほうがいい

## 今の医者は金持ちではない

**昔は医者といえば高額所得者の代名詞でした。**豪邸に住み、高級外車を乗り回し、夏は家族で別荘に避暑に行く。庶民のあこがれる金持ちの姿が、医者でした。しかしそれは20年以上前の話で、診療報酬が安く抑えられ、医者の数が増えてくると「医者＝金持ち」という図式は崩れました。

今では、医者を生業《なりわい》にしながら金持ちになるのは、非常に困難です。悪魔に魂を売って悪いことをするか、身を粉にしてひたすら働くかしない限り、せいぜい「中の上」の収入にしかなりません。

それどころか、**〝病気を治す医者〟であろうとすると、赤貧に甘んじる必要があります。**ムダに薬を出さず、意味のない検査をしない、しかも医者にかかる必要のない生活習慣病の患者を追い返すとなると、わずかな患者をじっくりと診察し、少ない医療報酬をもらって生活するしかないからです。

それなのに、いまだに「お医者さんなんだから、お金があるんでしょ」と時代錯誤のイメージで見られてしまうことが少なくありません。その理由のひとつには、医者があまり私生活を見せず、いつも泰然としていることがあるでしょう。窓の外を眺めながら、ため息のひとつもついてみれば、お金持ちに見られることはなくなるのかもしれません。

## 羽振りがいいのは「怪しい収入源」がある証拠

**そういう現状のなかで、羽振りのいいお医者さんも見受けられます。**夜の社交界にマメに顔を出し、豪快にお金を使いまくる、そんなバブル時代のような怪紳士の正体を聞いてみると、医者だったりするのです。どうしたらそういう立場になることができるのでしょうか。

少なくとも私の知る限り、今の医療の世界でルールを守って仕事をしていたら、そんな羽振りのいいことはできません。親の遺産を使いまくっているのなら別ですが、自分で稼いでいるのなら、まともな医者ではないと考えられます。

私はそういう羽振りのいいお医者さんを何人も見たことがあります。そのひとりは、数百万円もする高級腕時計を光らせ、高いスーツを着て、何万円もするボトルを豪快に空けていました。あるとき、**論文をねつ造した事件が発覚しましたが、その主犯格のひとりはその医者でした。**

おそらく製薬会社から多額の報酬が闇で支払われていたのでしょう。高級腕時計も、高価なスーツも、人には言えない仕事で得たものだったわけです。

また、人におけるデータがまったくないにもかかわらず、**怪しげな健康食品を法外な価格で販売する会社に加担して、広告に写真付きで推薦文を寄せたり、**あるいはみずから健康食品の輸入販売を始めてしまう医者もいます。世の中には「医者が推薦している」ということだけで信じてしまう人がまだいますから、こういう商売もそれなりにうまくいくのでしょう。広告への推薦文は、1回数十万円の報酬であると聞きました。

このような医者は、〝病気を治す医者〟〝ダメ医者〟の枠を超越した、限りなく犯罪者に近い存在です。くれぐれも「お医者さんだから金持ち」という古いイメージに左右されることなく、本当に〝病気を治す医者〟であるかどうかを慎重にチェックしたいものです。

ポイント 11

# 腕のいい医者ほど、処方する薬は少ない

## なぜ医者は薬をたくさん出すのか

前の項目で、日本は世界の5分の1の量の薬を使っていると説明しました。人口比で世界の60分の1の国が、平均の12倍もの薬を使っているというのは、どう考えても異常です。

なぜ日本でそんなに薬が使われているのかと言えば、答えは簡単で、**「医者がそれだけ処方するから」**となります。ではなぜ、日本の医者は薬をたくさん出すのでしょう。

「どうせ、薬で儲けているんだろう」と考える人が多いと思いますが、それは違います。かつては「診療報酬を安く抑えるから、代わりに薬で儲けてね」という政府との暗黙の了解があり、実際に薬で儲けている時代がありました。

しかし、今では薬の仕入れ値段と販売価格にほとんど差がなくなってしまい、**どんなにたくさん薬を出しても、儲けることができなくなりました。**そのため多くの病院では、処方箋だけを出し、薬は近くの調剤薬局で買ってもらうシステムをとっています。もっとも、その調剤薬局から、ちゃっかりリベートをもらっている医者がたまにいますが……。

**医者が薬をたくさん出す理由のひとつは、免罪符としてです。**今の医療システムでは、それぞれの病名に対して標準治療というマニュアルが定められていますが、そこには数値目標が決められています。

医者が患者を治療して、その数値目標に達しない場合は、治療が不充分ということになり、薬の量が増やされます。たとえば医者の判断で薬を減らした場合、もしも容態が悪化すれば、「定められた標準治療をやっていない」と訴えられてしまうことも考えられます。

そのために、**医者は自分の身を守るために多めの薬を出すことになります。**

## 薬をほしがる患者にも責任が

その次の理由は、なんと患者の側にあります。

たとえば、ある人が風邪を引いて病院に行ったとします。診察にあたったお医者さんから「薬なんか飲まないで、家でゆっくりと休みましょう」と言われた場合、賢明な患者さんなら納得してくれるでしょうが、そうでない患者さんは怒りだします。**薬をもらえることを期待していたのに、もらえなかった**からです。

そして、容態が悪くなると「薬をくれなかったせいだ」と文句を言ってきます。それが面倒なので、本当は不要だと思っている薬を、「しょうがないから、出しておこう」と処方することになるわけです。

さらに、**勉強不足の医者が、誤診を恐れるために薬をたくさん出す**という理由もあります。要するに、「下手な鉄砲も、数撃ちゃ当たる」という論法です。自分の診断に自信がないため、どれかが当たって症状がおさまるのではないかとやたらとたくさんの薬を処方します。浅はかな考えで、こんな医者に診察された患者さんはたまりません。

だいたいにおいて、「**腕のいい医者ほど処方する薬は少ない**」というのが一般論として成り立ちます。できない医者、つまり勉強不足で腕に自信のない医者ほど、たくさんの薬を出す傾向があります。これは本当の話です。

あるとき、私が通っている老人ホームで1年間、入所した老人が持参してきた薬の種類を数えてみたことがあります。すると、平均で1日に12種類、23個の薬を飲んでいました。毎食時に8個の薬を飲んでいることになります。これはいくらなんでも多過ぎです。

## コラム　そもそも医者に人格者は少ない!?

古くは山本周五郎の『赤ひげ診療譚』、最近では村上もとかの『JIN―仁―』のように、人格者である医者を主人公にした作品が人気です。

裏を返せば、いかにそういう医者が少なく、患者さんから待望されているかのあらわれといえます。

私の実感で言えば、そもそも医者には人格者が少ないと思います。もちろん、尊敬できる方はたくさんおられますが、全体の数からみればごくごく少数で、世の中全体の比率よりも低いでしょう。

なぜ人格者が少ないのかという理由ですが、それはエリート教育で育てられ、実社会を知らずに専門家として世に出てしまうからです。少なくとも、挫折を経験したことのない医者には、患者さんの気持ちに共感する能力（共感力）は期待できません。

医者に人格を求めようとするなら、今の制度を根本から変えなければなりません。たとえば、次のような条件にしたらいいでしょう。

・医者になるには、基本的に社会人経験を必須とする。特殊な逆境体験も考慮する

そしていきなり医者にするのではなく、看護師か介護士からスタートさせます。そして同僚や患者さんからの推薦があった者だけが、臨床医の選抜試験を受ける資格を得るのです。さらに原則として学校が所在する都道府県在住の者を優先させ、卒業後10年間はその都道府県の要請に応じて臨床医として勤務することを義務づけるのです。

こうすれば、人間味豊かで患者さんの気持ちに寄り添うことができる医者を育てられるはずです。

第2章

# 病気を治す医者の見分け方

ポイント 12

# 病気だけなく、患者自身のことも質問するか?

## 患者についての情報が多いほど、早く病気を治せる

**今、病気の患者さんに対して主治医がひとりしかいないのは、先進国では日本くらいです。**アメリカやヨーロッパはもちろん、お隣の中国や韓国でも、チーム医療が当たり前になりつつあります。

なぜチームで取り組むのかについては、ヒマラヤ登山を考えてみればよくわかるでしょう。登山をするのは自分だとしても、専門のガイド、コック、シェルパ、通訳などのチームを組まないと、安全に登ることは難しくなります。

チーム医療もそれと同じ考えで、命にかかわる**全身の病気に対して外科医、放射線医、内科医、精神科医、さらには中医師、補完代替療法の専門医などが一丸となって連携し、**ひとりの患者さんの治療にあたるわけです。

残念ながら、まだ日本ではチーム医療が導入されていませんが、**少しでもそれに近づくためには、患者さんに関する詳細な情報が欠かせません。**しかしカルテには、必要最小限のことしか書いてありませんから、あとは患者さん本人から聞き出すしかありません。

そのため、熱心な医者は患者さんからいろいろな情報を得ようとします。「どんな仕事をしているのか」「残業時間はどれくらいか」「趣味はなにで、どのくらい時間を使っているか」などを尋ねられたら、**「この医者は前向きな医療をしている」と考えていいでしょう。**

そして、「そんなことが病気と関係あるのか」と思ったとしても、質問にはていねいに答えるべきです。その医者はあなたに興味があるのではなく、あなたの病気を少しでも早く治そうとしていて、そのためにたくさんの情報を集めているのですから。

## 医師と患者の間に信頼関係があれば、インフォームドコンセントはいらない

**最近の医療では、**インフォームドコンセント**（患者にきちんと説明をして承諾を得ること）がやかましく言われています。**これは今までの医者の権威で患者に治療を押しつけるやり方の反省から生まれたもので、治療に関する説明を受けた後で、治療を受け入れるか否かについて署名捺印することになっています。

しかしこれは、**どちらかといえば医者のためにある制度です。**治療した後で患者さんや

患者さんの家族からごちゃごちゃと文句を言われ、最悪の場合には訴訟になってしまうようなトラブルを避けるためのシステムと考えてもいいでしょう。

そもそも、同じ医者同士でも専門が違えばよくわからないことが多いのに、**素人である一般の人が1時間くらい説明を聞いただけで理解できるはずがありません。**それなのに、「イエスかノーかサインしろ」と迫るのですから、無理難題に近いものがあります。

**医師と患者の間にしっかりした信頼関係が構築できていれば、インフォームドコンセントは不要**です。信頼関係があれば説明と承諾は当たり前のことなのですから。だからこのシステムは、信頼関係ができていない医師と患者に必要なものといえます。

これからインフォームドコンセントを受ける人にアドバイスするとすれば、**必ず録音をとることと、主治医が書いたメモをもらってくることです。**それらがあれば、セカンドオピニオンを求めるときにも、マイドクターと相談するときにも役に立ちます。

なかには、録音をとろうとすると難色を示す医師もいます。「録音は禁止です」と言う人もいます。そういう医師にはいい治療は期待できませんから、それを機会にお別れするべきです。そのほうが、長い目で見て得策です。

ポイント 13

# セカンドオピニオンを積極的に勧めてくれるか？

## 日本の医療ではセカンドオピニオンが必須である

インフォームドコンセントと同じころに導入されたのが**セカンドオピニオン**です。これは、**主治医とは別の医者に意見を聞いてみる**ことです。チーム医療がまだ導入されていない、旧態依然の1人担当医制である日本では、この制度は当然のことです。

セカンドオピニオンが必要になるような状況とは、**患者さんが重い病気で、主治医から提案されている治療法が、もしかすると大きな副作用や後遺症をもたらすかもしれないという場面など**が考えられます。そんな大事な判断を、たったひとりの主治医の意見だけで決めてしまうということのほうが異常です。

異常と言えば、ひとりの主治医が患者の全身の状態すべてに責任をもつという1人担当医制が時代遅れなのです。**慢性疾患を治癒に導くには、いろいろな専門家が協働して治療にあたるチーム医療が不可欠です。**手術をするのがいいか、放射線治療がいいか、血管内治療はどうか、薬で治療できないか、中医薬と気功はどうか、食事指導はどうするか、メンタルケアはどんな方針で、というように討議しながら治療方針を固めていくのが理想です。こういう**チーム医療が普通になれば、セカンドオピニオンの出番はかなり少なくなるはずです。**

セカンドオピニオンを求める場合のポイントは、主治医と違う専門の医者に聞くこと、主治医と違う系統の病院の医者に聞くこと、3大療法以外にも詳しい医者に聞くこと、最終的に自分で判断を下すことなどです。マイドクターがいる場合には、そちらにも相談してみましょう。

## セカンドオピニオンに難色を示す医者は信用できない

セカンドオピニオンを求めたいと主治医に話したとたん、「私を信用できないのか」と怒られたという話をよく聞きます。「私を信用できないのなら、もう来なくていい」と言う医者までいるそうですが、私には信じられません。どうして自分の判断が絶対であると考えることができるのでしょうか。

私は患者さんから「先生にお任せしますから、セカンドオピニオンは不要です」と言われたとしても、「そんなに安易に決めないで、もう少しいろいろな意見も聞いてみたら」と逆にセカンドオピニオンを勧めます。

なぜかと言えば、自分の判断に自信がないのではなく、**もしかしたら自分の治療方針よりももっとよい手立てがあるかもしれないと思うからです。**医療技術は日進月歩ですし、すべての分野の最新知識をもっている医者などどこにもいません。だから、**自分の立てた治療方針よりも優れた治療法がどこかにある可能性は、絶対にゼロではないのです。**

それなのに、「聞く必要はない。私の判断が絶対だ」と言い切る医者は、プライドが高すぎるのか、性格が傲慢《ごうまん》なのか、あるいは逆に自信がないかのいずれかでしょう。そういう医者は早めに見限ってしまうべきです。

もし意地悪く言い返すなら、「わかりました。先生を信じることにします。その代わり、私の治癒を100%保証してください」と言えばいいのです。世の中に治癒を保証できる医者などいませんから、黙ってしまうはずです。**私の印象では、セカンドオピニオンに難色を示す医者は信用できません。**

ポイント 14

# 「病気を治すのは医者だ」という態度で診察していないか？

## 医者の仕事は「治るきっかけを作ること」

医者の仕事はいったいなんでしょうか。**私は、医者の仕事は「患者さんの病気が治るきっかけを作ること」だと考えています。**

「きっかけを作るだけ？」と聞き返されそうですが、きっかけというのは非常に重要なものです。

**私たち人間には、誰にも生まれついての自己治癒力が備わっています。しかし人はあまりその存在に気づかず、多くの人はその力を過小評価しています。**

しかし、切り傷が治るのも、風邪が治るのも自己治癒力のおかげです。それらのトラブルは比較的簡単に治るので自己治癒力の存在に気づかないかもしれませんが、もし自己治癒力がなければ、治らずにどんどん悪化して、最後は死んでしまうのです。

**そういう自己治癒力の存在に気づいてもらい、自己治癒力の大切さとそれを高める方法を教えるのが、医者の本来の仕事です。**つまり病気が治るきっかけを作り、患者さんの未来を活かしてあげるのが役目なのです。

切り傷や風邪程度の障害では、自己治癒力は軽々と務めを果たしますが、相手ががんになると、非常に荷が重くなります。そもそも自己治癒力が低下していたためにがんが発症したわけですから、がんを治すためには低下した自己治癒力を高める努力をしなければなりません。したがってこの場合の医者の役割は、とても重くなります。

**その重荷を喜んで背負い、患者さんと一緒に治癒に向けて歩いてくれるのが、〝病気を治す医者〟なのです。**

## 「トリアージ」も医者の重要な仕事である

「トリアージ」という言葉をご存じでしょうか。フランス語で「選り分ける」という意味の言葉ですが、**医療分野では重症度によって患者さんを振り分ける意味に使われます。**たとえば戦場や大規模災害の被災地では大量の怪我人が発生しますが、片端から順番に治療していったのでは、助かる人が手遅れで死んでしまいます。そこで最初にトリアージを行い、優先的に治療する人を選び出します。

前の章で、病気にはカテゴリー1からカテゴリー3まであると説明しました。

復習すると、**カテゴリー1は医者がいなくても治る病気、カテゴリー2は医者がいれば治る病気、カテゴリー3は医者がいても治らない病気です。**

患者さんをこの3つのカテゴリーにトリアージするのも、医者の大事な仕事です。そして、**できるだけ多くのカテゴリー3の患者さんをカテゴリー2に変えていき、カテゴリー2の患者さんもカテゴリー1に移す努力をします。**カテゴリー1の患者さんには、病院に来ないで自分で治すように説得します。

このトリアージができれば、病院はガラガラになるでしょう。私の推定では、病院に来る患者さんの9割がカテゴリー1の患者さんだからです。

そうなれば、もう「3時間待ちの3分診療」などと悪口を言われることもなくなります。そして、今まで医者にさじを投げられていた患者さんのうち、一定程度の人を新たに救うことができるようになれば、非常に喜ばれるでしょう。

ポイント 15

# 薬のやめどきを、きちんと説明してくれるか？

## 薬はあくまでも一時しのぎでしかない

薬の害については次の第3章で詳しく説明しますが、**薬というものは必要悪であって、飲まなくてすむなら、飲まないにこしたことがない存在です。**ではなぜ医者が処方するかといえば、その薬によって大至急症状を緩和したいからです。

薬には副作用があり、薬そのものが体にダメージを与えます。それでも、その薬を使って手に入れたいものがあるから、薬を飲むことが勧められるわけです。

たとえば、大事な仕事があるのにひどい頭痛に悩まされている場合は、薬の弊害よりも頭痛を緩和するほうを選ぶでしょう。危険なくらいに血圧が上がってしまった場合には、降圧剤の使用もやむを得ないでしょう。狭心症の発作が起きたら、一刻も早く薬を服用しなければなりません。

しかし、**どんな場合でも薬を常用することは危険です。**薬は原則として緊急避難的に期間限定で服用するもので、**あくまでも「一時しのぎ」のための道具です。**薬を使って時間を稼いでいる間に、本来の治療を行うというのが、正しい医療のあり方です。

**薬のことをちゃんとわかっていて、病気の治療になにが大事かを知っている医者なら、薬の処方は最小限に抑え、いつまで服用するべきかを指示してくれるはずです。**そして必ず、その時間稼ぎの間にやらなければいけないこともきちんと教えてくれるはずです。**もしも薬を出すだけで、自己治癒力を高める方法を教えてくれないとしたら、その医者は不親切です。**

## 薬のやめどきを教えてくれない医者は無責任

**ところが世の中の医者のほとんどは、平気で大量の薬を処方し、いつ飲むのをやめたらいいかさえ教えてくれません。**症状がなくなり、検査値も基準値に戻っているのに、いっこうに薬を出すのをやめようとしない医者ばかりなのです。

専門的な知識で薬の使用をスタートさせたのですから、それをストップさせるのも同じ専門家の仕事であるはずです。それなのに、「もう薬を飲むのはやめてもいいですよ」と言ってくれる医者はめったにいません。自分が始めたものを放置しているというのは、無責任と言わざるを得ません。

なぜ多くの医者が薬のやめどきを教えてくれないのかというと、**薬をやめてなにか問題が起きたときに責任をとりたくないからです。**

本書では標準治療の矛盾と弊害について何度も取り上げてきましたが、医者が薬のやめどきを教えてくれないのにも標準治療が関係しています。医者のマニュアルである標準治療には、投薬の基準は書かれていても、どのように薬を離脱させるかについては指示がないのです。


医者がやめどきを教えてくれないのなら、こちらから「やめたい」と言ってみる手がありますが、おそらく多くの医者はすぐには「はい」と言わないはずです。

「念のために、もう少し飲んでおきましょう」

そんなふうに医者が抵抗したら、こう言いましょう。

「**では、薬の害がでたら、先生がすべて責任をとってくれますね**」

責任をとると言ってくれる医者はいないはずです。

ポイント16

# 治療の選択肢を示し、一緒に選んでくれるか？

## たいていの病気には複数の治療法がある

たとえば風邪なら、「家で安静にしている」というのが一番の治療法で、おそらくほかに代替できるものはないでしょう。しかし**病気が複雑になればなるほど、いろいろな治療法が可能性をもってきます。**

仮に主治医が「これしか考えられない」と言い切ったとしても、セカンドオピニオンでほかの医者に意見を聞けば、別の治療法を提案してくれるかもしれません。そもそも現代の医学は非常に細分化されているので、ほとんどの医者は自分の専門外のことはよく知りません。だから**患者さんに最適な治療法を探すときには、チーム医療の考え方を取り入れて、さまざまな専門医の意見を聞くべきなのです。**

それをしないで自分の知識だけで治療法を提案、または押しつけてしまうというのは、患者さんの治る可能性を狭める行為です。そういう医者は〝ダメ医者〟です。

今の日本の医学は西洋医学一辺倒で、さらに、普通の医療機関では健康保険が適用される治療法しか扱いません。しかし**世の中には西洋医学以外の医療がたくさんありますから、広い視野で治療法を探せば、いろいろな種類のものが見つかるはずです。**

本気で患者さんの治癒を願っている医者なら、「なにかほかにはないか」と草の根を分けても探しだし、最も適したものを提案することでしょう。

私たちの「e - クリニック」には、「もう治療法はありません」と医者から見捨てられた患者さんがたくさん相談に来られます。ほんの一例にすぎませんが、**喉頭がんが脳に転移した48歳の男性**の場合は、大学病院でもう治療法はないと宣告されたにもかかわらず、**私たちの勧めでセルフ治療と活性化自己リンパ球療法などを選択し、1年後には治癒しました。**

## 「自分ならこれを選ぶ」と言ってくれる医者は信用できる

いくら複数の治療法を提案してくれても、患者にはどれがいいかはわかりません。それぞれの治療法の長所と短所、自分の体質や病状にはどれが合っているのかなどを細かく解説してもらわないと、いつまで経っても判断できないでしょう。レストランでたくさんのメニューを見せられ、迷ってしまうようなものです。

そんなときは、こう聞いてみるといいかもしれません。

**「先生が私の立場だったら、どの治療法を選びますか？」**

その質問にきちんと本音で答えられる医者は、〝病気を治す医者〟です。

残念ながら多くの医者は、答えをはぐらかしたり、曖昧《あいまい》に誤魔化したり、用事を思いだしてどこかに行ってしまったりするでしょう。「これ」と答えて責任をとるのが怖いからです。あるいは、自分の判断に自信がないからです。

「私だったら、これを選びます。なぜなら……」と言ってくれる医者は、大事にしなくてはなりません。**つねに患者の立場に自分を置き換えて考えることができる医者つまり共感力のある医者なら、おざなりな治療や、責任逃れのための治療はしないはずです。**

そういう医者と日ごろからコンタクトをとっておき、マイドクターになってもらうのもいいでしょう。

ポイント 17

# 精神的なケアまで、ちゃんとサポートしてくれるか？

## がん治療に心の支えは非常に重要

日本人の2人にひとりががんにかかる時代になったのに、**なぜか日本にはがん治療に精通した専門医がほとんどいません。**そのために、日本のがん治療は、何十年も目に見える進歩をしていないのです。**なぜ専門医がいないのかと言えば、日本の医者が「がんは治る」と思っていないからです。**

それでも欧米にならって、日本でもがんの専門医制度を作ろうという動きが出てきました。しかし、私から見るとかなりおそまつな内容です。がんの専門医というより、抗がん剤の専門医と名乗るべき存在なのです。がんは3大療法だけでは治らないのに、そのなかのひとつだけに詳しい専門医がいても、助かる患者さんは多くはないでしょう。

もしも私ががん専門医の枠組みを作るとしたら、3大医療に加えて、補完代替療法に精通していることを条件とします。そして**最も大切な資質として、患者さんの心の支えになれることを挙げます。**

患者さんと一緒にがんを治していくためには、専門的な知識や判断力がもちろん大事ですが、精神的なサポートはそれよりずっと重要です。

私たちの「e‐クリニック」には多くの方ががん治療に向けた的確な知識を求めて来られますが、それ以上に求められているのが、精神的なサポートなのです。その人たちは、がんセンターや大学病院では精神的なサポートが受けられなかったと訴えています。**最先端医療を実践する大病院では、精神的なサポートは重要でないと切り捨てられているのです。**

## 心の支えが治療効果を押し上げる

がん治療にあたっては、精神的なサポートはとても重要です。希望のないがん治療は、それがいくら最先端のものであっても、あまり効果が期待できないからです。

実際に自己治癒力の指標であるリンパ球数やNK活性のデータを調べてみても、希望がない治療の場合、目に見える効果は出ていません。**しかし心の支えをしっかりとしてあげると、同じ治療をした場合でも治療効果には大きな違いが出てきます。**がん治療では、心のあり方が治るか治らないかのキャスティングボートを握っているのです。

44歳の男性で、腎臓がんがかなり進行した人がいました。大学病院で手術を受け、術後に化学療法を始めましたが、激しい副作用に耐えかねて「ほかに治療法はありませんか」と尋ねたにもかかわらず、「これは世界的に認められた治療方法です」の一点張りで、「では精神的なサポートを」と求めたのに、「そんなものはいらない」と拒否されてしまいました。

この人は、「このままではこの病院と心中することになる」と大学病院に見切りをつけ、ほかの病院で経過をフォローしてもらいながら、セルフ治療、自律神経免疫療法、丸山ワクチンなどを使って治療することにしました。**しっかりとした精神的サポートも得ることができ、7年半が経過しましたが、再発もなく体調もいいそうです。**

もちろん、心の支えだけで100%がんを治すことはできませんが、その患者さんに合った治療法とセットで精神的サポートを提供すると、めざましい結果が得られることが期待できます。**〝病気を治す医者〟は、心の支えの重要性をよく理解しているはずです。**

## コラム　西洋医学のＥＢＭが、がん治療の邪魔をしている

日本の医療が西洋医学一辺倒であることは本書でも何度かふれていますが、西洋医学の根本をなす考えは、ＥＢＭ（根拠にもとづく医療）です。簡単に言えば、科学的根拠のない医療は認めないという態度です。

ここで言う科学的根拠とは、原則としてひとつの治療法で効果があるかないかなのです。薬で言えば、ひとつの成分で効くかどうかなのです。

たとえば治療法がＡ、Ｂ、Ｃの３つあったとします。そのいずれも単独では効果がありません。しかしＡ、Ｂ、Ｃの３つを組み合わせると効果がある場合、誰もが３つを組み合わせて治療をすればいいではないかと考えるはずです。しかし、おかしなことに現代医療ではそれは科学的な根拠がないとして治療法として認められないのです。なぜならひとつの治療法では効かないからです。「そんなバカな」と思うかもしれませんが、そんなバカなことがまかりとおるのが今の医療の現状です。

そのために、漢方薬や中医薬が正式な治療として認められていません。漢方薬も中医薬も、複数の成分（生薬など）の組み合わせだからです。

ところが、このような変な科学的根拠を掲げる西洋学にも、よくよく考えてみれば大きな矛盾があります。ひとつの成分、あるいはひとつの治療法しか認めないとしながら、薬を何種類も同時に飲むよう処方する現状は、明らかに説明できません。複数の薬を同時に飲んでどうなるかなど誰も試していないのですから、これも科学的根拠のない治療法であるはずです。

遠い将来は各個人のDNAの配列や働き方によって、各個人に合った治療法が選択できるようになるでしょうが、当面はやはりなんらかの根拠が必要になります。それを踏まえると、ひとつの治療法やひとつの成分で効果を判断するという、今のEBMは少し行き過ぎだと思います。しかも、人間の体はみな違います。ですから、相乗効果という考えや経験の累積なども科学的根拠のひとつとして組み入れるべきだと私は考えます。そうすれば、今まで切り捨てられていた多くのがん患者さんの命を取り戻すことができると思います。もちろんこれはがんだけでなく、ほかのあらゆる難病にも言えることです。

# 第3章

# 薬に頼る医者は、信用するな

ポイント 18

# ダメ医者は、だらだら薬を出し続ける

## そもそも薬は「毒」、飲み続ければ寿命を縮める

「薬は毒ですよ」と言うと、たいていの人が驚いた顔をして「えっ、なぜですか」と聞き返してきます。私としては当たり前のことをお伝えしているつもりなのですが、多くの方にとっては驚愕《きょうがく》の事実なのでしょう。

考えてみてください。**薬（西洋薬）は化学物質です。人間の体のなかで営まれている無数の化学反応のうち、あるものに作用して望む結果を招くために開発されたものです。**熱を下げる、血圧を下げる、痛みを抑えるなど、科学で解明された人体のメカニズムに割り込んで、効果を上げます。

しかし、人体の化学反応はすべてが解き明かされてはいませんから、その化学物質が思わぬ結果を引き起こす可能性があります。そのうち、すでに知られたものが「副作用」と呼ばれますが、不都合がそれで全部かどうかは誰も知りません。ましてや、**複数の薬を同時に服用した場合になにが起こるかは、文字どおり「神のみぞ知る」という世界なのです。**

ではそんな危なっかしいものをなぜ医者は出すのか。それは**メリットとデメリットをは**

**かりにかけて、「今は多少のリスクがあっても、この薬で症状を抑えたほうがいい」と判断するからです。**

メリットとデメリットをはかりにかけた結果ですから、いつまでもその薬を飲み続けていいはずがありません。**とりあえず抑えておきたい症状がおさまったら、様子を見ながら段階的に薬の量を減らしていき、最終的にはゼロにしていくべきです。**

ところが、多くのお医者さん、病院はそういうふうにしていませんね。場合によっては薬の量が増える一方で、薬局から大きな袋を抱えて出てくる患者さんがいます。そんなに薬をたくさん処方して、そのお医者さんは怖くないのかと、私は心配になります。

## アメリカでは年間10万人が、薬の副作用で死んでいる

デメリットを無視して薬を、それも複数の薬を飲み続けたら、どういうことが起こるでしょうか。

**まず考えられるのは、副作用の発生です。**薬害事件というのは、サリドマイドや薬害エイズなどが世間を騒がせたので有名ですが、それらは氷山の一角でしかありません。はっ

きり薬の副作用と断定されないままに具合が悪くなり、命を失っている人が今でも年間数万人いると推定されています。**アメリカでは1年間に10万人が犠牲になっている**と発表されています。

　副作用だけでなく、ほかにも大きな問題があります。それは**体が自律能力を失ってしまうこと**です。たとえば便秘薬を飲み続けると、腸は「もう無理して便を排出しなくていいんだ」と判断して怠けるようになります。目薬を常用している人は、涙が出にくくなってドライアイになることがあります。**健康な人間の体は、正常な状態に戻そうとする働きを生まれながらにしてもっていますが、薬を常用することで、そのバランスが崩れてしまうのです。**

　さらに、化学物質である薬を体内に入れると、**その分解と排泄のために肝臓や腎臓が大忙しになります。**たくさんの薬が毎日体内に入ってくる状態だと、肝臓と腎臓に大きな負担がかかり、本来の仕事がおろそかになります。それがまた、健康を害する理由になっていきます。

ポイント 19

# 降圧剤を出し続ける医者が、「ボケ」患者を増やす

## 血圧が高くても元気なお年寄りはたくさんいる

**今、日本中に「高血圧」の患者さんが4000万人いると言われています。**日本国民の3分の1が高血圧という病気にかかっていることになります。これは明らかにおかし過ぎます。診断基準そのものが間違っているのではないかと疑うのが良識だと思います。

かつては上の血圧が160mmHg以上、下の血圧が95mmHg以上の状態が続く場合を高血圧と呼び、治療の対象にしていました。しかし最近になってその基準が改められ、「上を130mmHg、下を85mmHg未満に下げよ」と指導されるようになりました。これによって高血圧の患者さんの人数がどかんと増えたわけですが、私はこの基準について、大いなる疑問をもっています。

**とくにお年寄りの場合は、無理に血圧を下げると体調を崩してしまう人が多いのです。逆に血圧が高くても元気に健康的な生活を送っているお年寄りはたくさんいます。**だから単純に数値だけを見て降圧剤を処方するという現在のやり方には私は反対です。

そもそも、なぜ血圧が高いといけないのでしょうか。昔から言われてきたのが、**高血圧**

**は心筋梗塞、脳梗塞、脳出血のリスクが高まる**という理由です。確かに上の血圧が180mmHgを超えると脳出血のリスクが高まるというデータがあり、それについては納得できます。しかし、脳梗塞と心筋梗塞については、高血圧がただちに引き金になるというイメージは無理があると思います。

脳梗塞や心筋梗塞は動脈硬化が進んで血管が硬くなってしまうことが直接の原因です。その結果として血圧が高くなるのであって、高血圧は原因ではありません。したがって、脳梗塞や心筋梗塞を防ぐためには、降圧剤の服用よりも先に、動脈硬化を改善する治療を行うべきです。**むやみに降圧剤を処方しても、脳梗塞や心筋梗塞を防ぐ役には立たない**と思います。

## 血圧が高くなるのには理由がある

**日本人で降圧剤を恒常的に処方されている人の数は、1000万人とも2500万人とも言われます。**いずれにしてもものすごい数です。そして、降圧剤は製薬会社にとってドル箱商品です。ですから製薬会社にとっては、高血圧の患者さんがたくさんいることが好都合ということになります。

しかし、降圧剤には問題があります。そもそも血圧が上がるには理由が存在するわけで、**体中のすみずみの組織まで血液をしっかり行き渡らせるために体が血圧を上げているとい**う事実があります。生活習慣や老化によって血管が硬くなって弾力性を失ってくると、血液が行き渡りにくくなり、そのために高血圧になるわけです。

ですから、本来の状態に戻したければ、動脈硬化を解消すればいいわけです。それなのに目先の数値だけにとらわれて**降圧剤を飲むと、血圧は確かに下がりますが、体のすみずみにまで血液が行き渡らなくなります。**その結果、元気がなくなる、体が冷えっぽくなる、集中力がなくなる、足元がふらつく、尿が出にくくなるといった体調の悪化が起こります。降圧剤が「ボケ」の引き金ではないかと私は考えています。

動脈が硬いままで血圧だけ下げてしまうわけですから、細い血管が詰まったり、組織が酸化してしまったりして、かえって病気の状態になってしまうこともあります。

これは私の考えですが、**60歳くらいまでの人なら、上の血圧が160、それ以上の年齢なら180くらいまでは降圧剤を飲む必要はない**と思います。

ポイント

20

# 頭痛薬をすぐに出す医者は信用できない

## **痛み止めは、痛みを感じなくしているだけ**

頭痛薬に代表される鎮痛剤は効果的に痛みを取り去ってくれるので、常用に近い飲み方をしている人が少なくありません。なかには、ほんの少し痛みが出ただけで飲んでしまったり、痛みが出そうなときに「予防」と称して飲んでいる人もいます。

ところが、そのようにして**鎮痛剤を常用していると、がんができやすくなるのです。**どういうことかというと、鎮痛剤のほとんどが血管を収縮させ、交感神経を刺激する作用をもっているのですが、それを常用すると**慢性的に免疫力が低下してしまいます。その結果、がんになる可能性が高くなるわけです。**

かつて私の患者で初期の胃がんの手術を受けた人がいました。がんの再発を防ぐために生活習慣を正すアドバイスをしたのですが、この患者さんは頭痛薬の常習者で、その習慣だけは直すことができませんでした。そして、早期にがんが再発してしまったのです。

まだ正確なデータはないのですが、私の勘では、若くしてがんになる人たちのなかには、頭痛薬の常習者が高い確率でいるのではないかと思います。

鎮痛剤すなわち痛み止めの薬は、**痛みの原因を解消してくれるものではありません。単に痛みを感じないようにするだけです。**したがって、頭痛薬を飲んで頭痛が治まっても、頭痛の原因は依然としてあるわけですから、問題を先送りしているだけです。そのことに早く気づいて、鎮痛剤への依存を断ち切らなければなりません。

## 〝痛み〟は体からの大事なメッセージ

鎮痛剤にはもうひとつ、困った作用があります。それは、**痛みをブロックするために、命にかかわるサインを見落としてしまうということです。**たとえば頭痛や歯痛を鎮痛剤で抑えている間に、がんができていたら。そのことによる痛みもブロックされてしまうので、いつまでも病気に気がつきません。

実際に、頭痛薬を常用しているある男性の場合、胃が痛んだときもその薬で痛みを抑えていたところ、ついに我慢できないほど胃が痛むようになり、調べてみたら大きな胃がんが発見されました。胃がんによる潰瘍《かいよう》で胃が痛みを発していたにもかかわらず、**鎮痛剤で**

**その痛みを抑えてしまったために、がんの発見が遅れてしまったわけです。**

現在では胃がんは早期に発見すればめったに命にかかわることはありません。しかし鎮痛剤を常用している人の場合、早期発見のチャンスが失われてしまうことがあります。そのことをしっかりと覚えておくべきでしょう。

また、慢性の腰痛で十数年間、鎮痛剤を常用していた男性は、鎮痛剤でも抑えられない腰の痛みを訴えるようになり、調べてみたら腰骨にたくさんのがんが転移していました。前立腺にできたがんが十数年間にわたって腰骨に転移していたわけです。「たかが腰痛」と甘く見ずに、ちゃんと調べていればこんな大事になる前に対処できたはずです。

このように、**鎮痛剤には「がんの原因となる」「がんの発見が遅れる」という2つの大きなリスクがあります。**「大事なプレゼンの間だけでも痛みを抑えたい」といった緊急避難的な使い方以外では、鎮痛剤に頼るのはやめましょう。まして常用するなどは、もってのほかです。

ポイント 21

# 「コレステロール値は低いほどよい」はウソ

## コレステロールを下げる薬を飲むと、寿命が縮まる

昔は動脈硬化＝コレステロールで、コレステロールは健康を阻害する悪者とされていました。その後、**コレステロールには「善玉」と「悪玉」があることが知られるようになり、必ずしもコレステロールは体に害をなす存在ではないとされています。**しかし、いまだに日本動脈硬化学会などはコレステロールを悪者と見ていて、コレステロール値の高い人は治療が必要としています。

確かに**心筋梗塞はコレステロール値と相関関係があり、コレステロール値が高い人ほど心筋梗塞を発症しやすい**ことが証明されています。しかし、コレステロールを明らかに悪者と言えるのはその1点だけで、ほかの病気を見てみると、コレステロールが低ければよいとは言えません。**コレステロール値と死亡率の関係を調べた調査では、コレステロール値の低い人が最も死亡率が高いことが判明しています。**

コレステロール値が低いほど健康という見方は誤りなのです。

ある50代の男性は健康診断でコレステロール値が高いと指摘を受け、ただちに医師の診

察を受けるようにとアドバイスされました。そしてコレステロール値を下げる薬を処方されたのですが、その薬を飲むようになってからというもの、体重が減り、風邪を引きやすくなってしまいました。

私は今年と去年の健康診断データを見せてもらったのですが、見比べてみるとコレステロール値がまったく違います。治療を受けた結果、今年はコレステロール値が異常に低くなっていたのです。私はこの人の体調不良は薬のせいだと判断し、その薬の服用をやめるように指示しました。

**薬をやめてからというもの、この人の体調不良は解消し、元のように元気な体になりました。**コレステロール値はまた高くなりましたが、動脈硬化の兆しもないため問題なしと判断しています。

## コレステロールが不足すると、体へのデメリットがこんなに出る

コレステロール値を下げる薬は「スタチン剤」というもので、体中のコレステロールを不足させる働きがあります。そのために血中コレステロール値は劇的に下がりますが、体

に必要なコレステロールまで奪ってしまうために、細胞膜やホルモンの材料であるコレステロールが足りなくなってしまいます。それだけでなく、コレステロールが作られるときには同時に「コエンザイムQ10」という生体活動のエネルギー源を作るのに必要な物質も作られるのですが、これが不足することになります。その結果、先の男性のように風邪を引きやすくなったり、元気がなくなったりするわけです。

**コレステロールが不足している人は、細胞そのものが弱体化しているために、免疫力も弱まっています。**ですからスタチン剤を飲む人は、心筋梗塞のリスクをわずかに減らすというメリットと引き換えに、免疫力を引き下げ、細胞の活力を失ってしまうという大きなデメリットを抱えこむことになります。

それに加えて、化学物質である薬は基本的に免疫力を下げます。つまり**スタチン剤はコレステロールを減らして体を弱めると同時に、余計な化学物質を分解するための負担を体にかけるという2つの意味で、寿命を縮めていることになります。**コレステロールを悪者とするより、スタチン剤を悪者に指定するべきでしょう。

ポイント
22

# 糖尿病患者に投薬治療しかしないのは、ダメ医者である

## 2型糖尿病は必ず自分で治せる

**糖尿病には1型と2型という2つのタイプがあります。**1型は免疫異常やウイルス感染などによって膵臓《すいぞう》でインスリンが作られなくなるもので、生活習慣とは関係がありません。世の中で糖尿病患者と言われている人たちのほとんどは2型糖尿病で、こちらは**食べ過ぎや運動不足、ストレスなどが原因となって膵臓が疲れてしまう「生活習慣病」**です。

私は以前から、**「2型糖尿病と高血圧、高脂血症などは病気ではなく、自分で治せるもの」**と主張してきました。医療機関にとってはこれらの患者さんは今すぐ命にかかわることがなく、長期にわたって検査と投薬を続けられる「おいしいリピーター客」なのですが、私に言わせれば本当に医者の治療を受ける必要のある患者さんを邪魔する人たちです。生活習慣病は、病気の元になっている生活習慣を正すだけでほとんど治ってしまうものですから、そもそも病院に来る必要がないのです。

しかし現実には2型糖尿病の患者さんたちには血糖降下剤やインスリン注射が処方され、〝薬漬け人生〟をスタートさせることになります。

２型糖尿病はよくない生活習慣が続いたことで膵臓が疲れてしまい、インスリンが慢性的に不足して血糖値が高くなるものです。つまり**高血糖というのは結果であって、赤信号のようなものです。これが気に入らないからと赤信号を隠してしまっても、その原因は解消されません。**むしろ、原因に手をつけずに結果だけをいじくることで、病気を重くしているとも言えます。

## どんな病気も、原因を取り除かなければ治らない

**ストレスが長く続くと交感神経がいつも優位になるため、インスリンの働きを邪魔する「インスリン拮抗《きっこう》物質」が血液中に増えてきます。また、食べ過ぎや運動不足で体の脂肪が増えると、「抗インスリン物質」が増えてきます。**これらの物質はインスリンの働きを妨害するため、膵臓は「もっとインスリンを」というリクエストに応え続けなければならず、疲れてしまいます。

これらの原因を放置したままで血糖降下剤やインスリン注射によって血糖値を下げると、

**膵臓は「もうインスリンを出さなくていいんだな」と判断し、怠けるようになります。**その結果、せっかく病院で治療を受けているにもかかわらず、いつまでたっても糖尿病がよくなりません。そして待っているのは、長い通院とたくさんの薬です。

2型糖尿病が進行すると、慢性的な高血糖状態から全身の動脈が硬化し、心臓や脳、腎臓、網膜、神経、皮膚、免疫細胞などがダメージを受けて、心筋梗塞や脳梗塞、腎不全、網膜症、神経障害、壊疽《えそ》、がんなどが誘発されます。命にかかわらないと高をくっていると、やがて生命にかかわる病気がやってきます。寿命が縮まるだけでなく、老化も進行します。

そうならないためには、自分で2型糖尿病の原因を発見し、排除することが一番です。薬で血糖をいくら下げても、原因を取り除かない限り糖尿病は治りません。病院で処方される血糖降下剤は、まったく見当外れの対処療法なのです。

**食べ過ぎをやめ、運動不足を解消し、太り過ぎていたらやせる。ストレス負荷の高い生活をしていたならそれを軽減する。たったそれだけで2型糖尿病は治ってしまいます。**

ポイント 23

# 「寝たきり」「ボケ」老人は、睡眠剤と精神安定剤の薬漬けで生まれる

## 睡眠剤と精神安定剤をやめたらボケが治った？

私は老人ホームを巡回しているため、たくさんのお年寄りを目にしています。そのなかには、いわゆる「寝たきり」や「ボケ」の人もいます。そして少数ですが、寝たきりや認知症が治った人にも出会っています。それは**神業のような治療の結果ではなく、単に薬をやめただけです。**

老人ホームにいる人たちの多くは、驚くほど大量の薬をもっています。複数の医療機関から処方された薬なのですが、見ていると毎食後、ほおばるようにして薬を飲んでいます。まさしく「薬漬け」「薬信仰」の典型的な姿です。

彼らの薬を調べてみると、**最も共通するのが降圧剤と睡眠剤、精神安定剤です。**降圧剤は歳を取って血圧が高くなったために処方されているものですが、睡眠剤や精神安定剤は本人の希望で処方されているケースもあります。施設によっては（けっしてほめられたことではないのですが）、**夜中に徘徊させない、暴れさせないために出しているところもあるようです。**

試しに睡眠剤や精神安定剤を少しずつ減らしてみると、それまでボーっとしていたお年寄りが、元気を取り戻し、頭の回転もよくなることがあります。その人は認知症ではなく、薬によって脳の機能が抑えられていたのが、薬をだんだん減らしていくことにより、元に戻ったというわけです。

## 薬を飲み続ければ副作用が出るのは当たり前

「なかなか眠れない」「不安で仕方がない」と訴えるお年寄りには、わりと安易に睡眠剤や精神安定剤が処方されます。**医者は「最近の薬は安全だから大丈夫」と言いますが、それはきちんと処方どおりに服用した場合の話で、効きが悪いからとたくさん飲んでしまったらどうなるかは保証の限りではありません。**

睡眠剤や精神安定剤には依存性があり、しかも長期間飲んでいるうちに効きが悪くなっていきます。そのために飲む量がどんどん増えていき、副作用でボーっとしたり、元気がなくなったりしてしまいます。

そもそも**運動不足で昼寝をしている人は、夜眠れなくて当たり前です**。それなのに薬で無理に眠らせようとすれば、体に不調があらわれたり、1日中ぐったりしてしまうでしょう。それが寝たきりの原因になるケースは、私たちの想像以上だと思います。

さらに、**睡眠薬や精神安定剤を常用すると、白血球の機能が低下して、免疫力が大幅にダウンする**こともわかっています。これらの薬の常用は、生活の質を下げるだけでなく、健康をも害するわけです。

**起きる時間を一定にして、就寝時間の1〜2時間前に40〜42℃の湯船につかるようにすると、かなりの確率で不眠が解消できます**。そして規則正しい生活をしてぐっすり眠れば、不安も解消できるでしょう。つまり、睡眠剤や精神安定剤の力を借りなくても、自分でそれを克服することは可能なのです。このことが一般化して、睡眠剤や精神安定剤が飲まれなくなれば、病院や老人ホームでかなりの数の寝たきり・ボケ老人が救われるのではないかと思います。

ポイント 24

# 抗生物質をかんたんに出すのはダメ医者

## 人類を伝染病から救った抗生物質だが

**人類の歴史は伝染病との戦いであったと言っても過言ではないでしょう。**ペストや結核が恐ろしい病気ではなくなったのは、つい最近のことです。その功績は抗生物質にあります。

しかしそんな抗生物質もいい面ばかりではありません。人類が抗生物質を使って害となる細菌を退治していくうちに、**抗生物質の効かない「耐性菌」というものが出現してしまいました。**老人ホームでの死因の1位は肺炎ですが、これは抗生物質の効きにくい細菌が体力の弱ったお年寄りを襲うためです。

そしてもうひとつ、抗生物質には困ったことがあります。それは、**体にとって大事な細菌まで退治してしまうことです。**私たちの体には自分の細胞の10倍もの細菌が同居していて、私たちの細胞と共生関係を結んでいます。とくに腸内には100種類、300兆もの細菌がいますが、これらは私たちの健康に有用な役割を果たしていることが明らかになってきました。

たとえば、私たちが自分で作ることのできない栄養素を作り出したり、消化吸収を助けてくれたり、病原となる悪い細菌が侵入してくるのを防いでくれたりしています。免疫反応をコントロールしてくれる機能もあります。さらにこの細菌たちは人間の神経に作用することによって、感情や性格に影響を与えたり、記憶や学習に関係する脳の発達を促したりしていることまでわかってきました。

ところが、**抗生物質を使うと、病原細菌だけでなく、これらの有用な細菌たちまで根こそぎ退治されてしまいます。**すると、それまで受けていた恩恵が受けられなくなり、健康のバランスが崩れてしまうことが考えられます。最近増加傾向にある**自己免疫疾患や肥満、うつやがんの原因は、有用な細菌たちの減少によるのではないか**という説もあります。

## 〝体の味方〟までも殺してしまう劇薬と理解すべし

抗生物質は大きく分けて「狭域抗生物質」と「広域抗生物質」の2つがあります。「狭域」は特定の細菌にだけ効果を及ぼすもので、「広域」は善玉悪玉の区別なくさまざまな細菌に効きます。以前、抗生物質が万能の秘密兵器だったころは、「広域」が便利に使われていました。なぜなら、**多くの種類の細菌に効果が期待できるため、病原菌が特定できていなくても容易に治療ができたからです。**

それに対して「狭域」は、病原菌を特定して投与するものなので、体に害をなしている病原菌が予想と違うものだった場合には、ほとんど効果がないことがあります。ストレートがくると思ったら、カーブだったというときの打者のように、空振りしてしまいます。それでは医者のメンツがつぶれてしまうので、安全のために「広域」を出しておこうと考える医者が多いのです。

その結果、現在の医療機関で外来診療で処方されている抗生物質は、ほとんどが広域抗生物質です。

しかし、**広域抗生物質は体内の有用菌まで殺してしまい、効果が大きい分だけ副作用も大きくなります。耐性菌を生みだす可能性も高いため、安易に使うと大きなリスクがあります。**これからは広域抗生物質の使用を極力控えるべきでしょう。

ポイント 25

# 本当に病気を治す医者は、患者に「薬をやめろ」と言える

## 病気は患者が治すもの、医者は手助けしかできない

多くの医者は「自分が患者の病気を治している」と考えているでしょうが、それは間違いです。繰り返しになりますが、医者にできるのは病気の患者さんに対するなんらかの処置であって、それは**病気を治す手助けにはなりますが、病気を治すことではありません。**

医者にできるのは、患者さんになにかを気づかせることや、病気の進行を遅らせること、治る方向に患者さんを向けること程度です。それはたとえて言えば受験生と家庭教師の関係に似ています。「病気を治す＝試験に合格する」のは「患者さん＝受験生」であって、**試験を受けるのは家庭教師ではないのです。**

**「自分が患者を治している」と錯覚している医者は、病気の症状を抑えることを治していると勘違いしている**可能性があります。それは患者さんにも言えることで、ひどい頭痛で来院した人が頭痛薬を処方され、痛みが去ったので「治った」と思ってしまいますが、それは単に痛みをブロックしたにすぎません。本当は**痛みをブロックして時間稼ぎをしてもらっている間に、医者と患者の両方で頭痛の原因を探し出し、それを解消させるべき**なの

です。それができてはじめて、頭痛が治ったと言えるわけです。

それなのに、頭痛薬の処方で頭痛が治ったと思い込んでしまうと、すぐに再発してしまうかもしれません。頭痛の原因は解消されていないし、環境も変わっていないからです。

それでは患者さんが不幸ですが、製薬会社は頭痛薬を飲み続けてもらえるので儲かります。経済活動としての製薬会社から見れば、医師が原因を特定して頭痛を治してしまうより、痛みを消して「治した」と思ってもらっていたほうが都合がいいわけです。

## 薬は病気を治すための時間稼ぎにすぎない

先に述べたように、薬は毒です。「百害あって一利なし」という言葉がありますが、薬は「百害あって一利あり」といったものだと思います。**百の害よりも、今は一利がほしい。そんな状況のときだけに使うべきもの**なのです。そして、使ったら「やめどき」も考えなければなりません。さもないと、百の害が患者さんをむしばんでしまいます。

ところが、世間の医者の多くがそうは考えていません。おそらくは「製薬会社が大丈夫と言うし、厚生労働省のお墨付きもあるから、使っても大丈夫だろう」「へたに薬を出さないと、患者さんに手抜き医療と文句を言われるかもしれない」「ほかの医者と違うことをして、訴えられでもしたら面倒だ」といったことを考えて、惰性で薬を出し続けているのでしょう。「薬を飲め」という医者はいても、**「薬をやめろ」という医者が少ないのは、やめさせたことで不都合が生じたときの責任をとりたくないから**という面もあるでしょう。

いくらなんでも同業の医者に対してひどい言い方だと思われるかもしれませんが、安易に大量に処方される薬のせいで健康を害し、あるいは命を落としている患者さんのことを思えば、口をつぐむわけにはいきません。

病気は患者が治すもの。薬は症状を抑えて時間稼ぎをするためのもの。そこを勘違いしている医者には、病気を治す手助けはできません。**薬を飲み続けるということは、根本的な解決を先送りしながら、毒を体内に入れ続けているということ**なのです。そう言えば、素人のみなさんにも「それはまずいだろう」とわかるでしょう。

ところが、医学の専門家である医者たちは、それに気がつかないか、あるいは気がつかないフリをしているのです。

ポイント 26

# ダメ医者ほど、薬のことを知らない

## 日本人は世界一、薬が好き？

**日本は世界でも1、2を争う薬消費国です。**世界の人たちからおかしいと言われ、世界の製薬会社からはおいしいと言われています。

なぜそんなに大量の薬を消費しているかと言えば、ひとりの患者さんにたくさんの薬が処方されているからです。5、6種類は当然で、ひどい場合には20種類もの薬が一度に処方されていたりします。薬を飲むだけでお腹がいっぱいになってしまい、ご飯が食べられなくて栄養失調になってしまったという気の毒なお年寄りの事例もあります。笑い話ではなく、本当にあったことです。

前にも述べたように、たくさんの薬を出す医者は〝ダメ医者〟です。なぜダメかと言えば、**5、6種類以上の薬を飲んだらなにが起こるかは、誰も科学的に確かめたことがなく、誰も知らない未知の世界だから**です。

私は医学生のときに薬理の教授から「薬の処方はせいぜい3種類、多くて4種類まで」と教わりました。西洋薬は単一の化学物質ですから、それを複数体内に入れるということは、同時にいろいろな化学反応を起こさせることになります。**個々の薬は厳しいテストを経て認可されていますが、いろいろな薬を同時に飲んだらどうなるかは、テストされていないのです。**へたをすると、処方された自分が人体実験されることにもなりかねません。多数の薬を処方されたら、そう受け止めるべきです。

日本人は律儀な人が多いので、医者からもらった薬を処方どおりに飲む人が大半です。しかし、なかにはマイペースの人もいて、もらった薬をゴミ箱に捨てて帰ったりします。ところが、どちらの人が健康かというと、薬を飲まない人のほうなのです。

医者の言いつけを素直に守り、その揚げ句に健康を害してしまうのではバカバカしいと思いませんか。

## 薬はやめるほうが、難しいもの

私がよく患者さんに相談されるのは、薬のやめどきについてです。**飲み続けてきた薬をいきなりやめたら、なにかよくないことが起きるのではないか。**そう思うのは不思議ではありませんし、ごくたまにですが薬を突然やめたことで不具合が起きることがあります。

ではどうやってやめればいいかですが、残念ながら確固としたセオリーはありません。というより、誰もそういう研究をしていないのです。

**私は独自に「4週間ルール」というものを提唱しています。1週間ずつ、3段階に分けて徐々に薬の量を減らしていく方法で、症状をチェックしながら、不具合がないかを慎重に調べながら進めます。**少なくとも私がこの方法を教えた患者さんたちには、今までなんの不具合も起きていません。

患者さんたちからは、こう言われます。

「主治医の先生は、薬を減らしたいと申し出てもなかなかうんと言ってくれません。なぜでしょうか」

**医者は現状維持を好みますが、それは現状維持が無難な選択だからです。**前と同じことをしていれば責任を問われることがありません。しかし薬をやめる指導をするとなると、万一不具合が出たときに責任を問われるかもしれません。そのために、薬のやめどきを教えてくれる医者が少ないわけです。

## コラム 医療に正義は通用しない!?

サプリメントや健康食品を売っているインターネットのサイトを見ると、「医学博士」の肩書きのついた人による推薦の言葉をよく見かけます。一般の人は「医学博士」と聞くとそれなりの肩書きと受け止めてしまいますが、じつは「医学博士」の肩書きは50万円くらいで買えるのです。もちろん日本では法律違反なので売っていませんが、アメリカなどではネット経由で簡単に買えます。しかも買っているのは、多くが医学も医療も知らない日本人だそうです。

先のサプリメントや健康食品のサイトで見かけた医学博士は、たいていそうやって手に入れた肩書きです。聞いたことのない大学の医学博士は、まず疑ってみたほうがいいでしょう。

では日本の大学病院の教授なら大丈夫かというと、学者としてはそれなりかもしれませんが、医師としての腕前は未知数です。教授になるためには論文をたくさん書かなければなりませんが、患者さんに親身に応対していたら、論文を書く暇などありません。

つい最近、降圧剤の「ディオバン」について、論文のデータが改ざんされていたことが判明し、大きなニュースになりました。京都府立医科大学をはじめ名だたる有名大学の元教授がかかわっていたとされていました。みなさんは、こんな不祥事は常識ではありえないと驚かれたかもしれませんが、これはなにも今に始まったことではなく、また氷山の一角にすぎないことは、医療界では織り込み済みの話なのです。

ちなみに「ディオバン」は星の数ほどある降圧剤のなかでは一番人気の商品ですが、この論文が採用の根拠になっていました。すぐれた医薬品として有名になり、患者さんからも「ディオバンをお願いします」と指名されるほどでした。2012年の売上は1000億円で、日本で売られた医薬品のなかでもトップ商品です。

患者さんたちが信頼し、権威と信じている医療の世界ですが、実体はこんなふうにボロボロだったりします。患者さんもやみくもに信じるのではなく、「医療の世界に正義はないのではないか」と疑ってみることが必要だと思います。

# 第4章

# ほとんどの医者は、「がん」を理解していない

ポイント 27

# 多くのダメ医者は標準的な3大療法だけで、治ると信じている

## 3大療法は時間稼ぎにすぎない

**外科手術、抗がん剤、放射線治療の3つをあわせて、がんの3大療法と言います。**なぜ「3大」と呼ぶかというと、ほとんどのがん専門医がこの3つのどれかしかやらないからです。そして困ったことに、日本のがん専門医の多くは、3大治療だけでがんが治せると信じています。

そもそも**がんは全身病なので、局所的な治療では根治できません。**3大療法のほかにも、メンタルのケアや食事の治療、それからがんを生き抜いた生還者（サバイバー）たちによるサポートが不可欠です。それなのに3大療法だけでがんを治そうとするのは、3番、4番、5番打者のクリーンナップトリオだけで野球の試合に勝とうとするようなものです。

がんと診断された人は、とにかく有名な大学病院やがんセンターに行こうとします。少しでも生還する可能性の高い医療機関にかかろうと考えるからですが、その考えは早計です。と言うのは、大学病院やがんセンターでは3大療法しかやってくれないからです。

そう言うと、3大療法を批判しているように見えるかもしれませんが、3大療法はがんの治療に必要なものです。私が言いたいのは、3大療法をそれだけしかない絶対的な治療法と見るのが間違いだということです。**3大療法は時間稼ぎとしてとらえ、自分自身の自己治癒力を中心にしてがんを治していくのが正しい姿勢です。**

## 本当の「名医」は、がんから生還した人である

はっきり言って、**3大療法しか頭にない医者には、がんは治せません。**そうなると、大学病院やがんセンターではがんは治らないことになります。それでは、どうやって自分のがんを治してくれる（治す手助けをしてくれる）医者を探せばよいのでしょうか。

アメリカではほとんどの州で、第三者機関が医療機関の厳正な評価をしていますが、日本にはそういうところはありません。「名医」を集めた本が出版されていますが、もちろんそんなものはあてにはなりません。

一番あてになるのは、**実際に治療を受けて生還した人たちから話を聞くこと**です。できるだけ多くの人から話を聞き、自分の状況に合った事例を選べば、その生還者が治療を受けたドクターを紹介してもらえるでしょう。

さらに念を入れるなら、**その医者のところにいる職員やスタッフから評判を聞くことで**す。その人たちが患者として治療を受けたいと思うかどうかは重要です。だいたい、いい評判はあまりあてにならないと言いますが、悪い評判はほとんど当たっているものです。

この文脈でいくと、大学病院やがんセンターには行くなという話になってしまいますが、うまく利用するのであれば、それらの医療機関にも利用価値があります。**それぞれの施設の特徴と限界を踏まえたうえで、いいところを活用するつもりでいればいいのです。**

私が言いたいのは、知名度や名声によりかかって、3大療法しかやらないところにすべてを委《ゆだ》ねてしまうことの怖さです。チーム医療もおぼつかず、中医（漢方）も取り入れず、代替医療もダメ、生還者たちによるサポートもない、そんな大学病院やがんセンターにお任せして、まな板の上の鯉になってしまうのは危険です。

がんは十数年という時間をかけて進行していく病気です。だから「一刻も早く治療しないと転移する」と焦って行動する必要はありません。じっくり構えて最善の治療を見つけるような姿勢でいて大丈夫です。

ポイント 28

# 「手術が成功したらがんは治る」は大間違い

## 手術に成功しても、寿命が延びなければ意味がない

**がんの3大療法のうち、主流になっているのは外科手術です。**手術の目的は時間稼ぎ、痛みを取るなどの緩和処置、機能障害の解消などですが、事前に明確な目的を定めてから手術に望むことが必要です。

人体から見れば、手術は大けがと同じです。体力を相当に消耗し、大幅に自己治癒力が損なわれます。ですから、なんのために、どうすることを目的として手術するかを、執刀医と入念に打ち合わせておきましょう。このとき、難しい医学知識は必要ありません。「なんのために切るのか」「どこまで切るのか」を聞けばいいのです。できれば、「手術以外に手段があるのか」「メリットとデメリットはなにか」、そして最も大切なこととして「それで健康寿命が大幅に延びるのか」などを聞いておきましょう。

**一般の患者さんのなかには、手術が成功したらがんが治ると信じておられる人が少なくありませんが、それは勘違いです。**実際のところ、手術が成功しても約半数の方が再発や転移で亡くなっています。がんの手術はあくまでも時間稼ぎで、手術直後にはがんを再発

させないための環境整備にとりかかるべきなのです。

しかし現在の医療環境では、がん手術の執刀医は手術が成功すると患者さんに対する興味を失ってしまい、「はい、次の人」となってしまいます。

がんは全身の病気ですから、再発を防ぐためには生活習慣や生活環境の改善を含めたトータルの生活指導が欠かせません。理想的にはがんが見つかったときから環境整備をスタートさせるべきなのですが、多くの医療現場ではその体制がありません。ですから、**せめて手術直後からでも「再発させない」「転移させない」努力を始めるべきなのです。**

## 根本の原因を治さないから、再発してしまう

みなさんはがんをどんな病気だと思っていますか?

さすがに「胃がん」を胃の病気だと思っている人は少ないと思います。仮に胃がんが胃の病気なら、手術で胃を切除してしまえば治るはずですね。しかし実際はほかの臓器に転移したりして、次の戦いを強いられることが多いのです。つまり、**がんは現象として現れたものが正体なのではなく、目に見えないところに病気の本体があるわけです。**

ところが医者も患者も、胃がんや食道がんなど、**目に見える障害が正体であると錯覚してしまいます。**ここにがん治療の難しさがあります。「今そこにあるがん」が悪者のボスだと思うから、切ったら治ったと思い、治療で小さくなったら治ったと思うわけです。

ちょうど、前の章での「薬」と「症状」の関係が、ここで言う「3大療法」と「がん」に相当するわけです。前の章では生活習慣や生活環境が症状を引き起こしていました。その症状を緩和するために薬が使われるわけですが、病気の原因を解消せずに薬だけを飲み続けることで、さまざまな問題が起きていると指摘しました。

がん治療もまったく同じです。**がんは全身の免疫力が低下したり、栄養状態が悪化したりすることで発生します。**それが胃に発生すれば胃がんになり、食道に発生すれば食道がんになります。胃や食道を切除すれば、一時的にがんの障害は緩和されますが、がんが発生する原因が放置されたままであれば、やがて再発、転移でふたたびどこかにがんができます。

どんな外科の名医でも、切るだけでがんを治すことはできません。**手術が成功したら、すぐさま次のがんができないような治療を始めなければ、意味がありません。**

ポイント
29

# 余命告知は、天気予報よりあてにならない

## がん は 告知すべきである

「がんは告知すべきか」という問題が今でも当事者たちを悩ませていますが、**私はがんは本人に告知すべきであると考えています。**ただし、どのように伝えるかについては細心の注意を払うべきだと思います。

なぜがんを告知すべきと私が考えているかというと、**がんは患者本人が「治そう」と決意しない限り治らない病気**だからです。「胃潰瘍ですからね。お医者さんの言うことをしっかり聞いて治しましょうね」という程度で治ってしまうほど、がんは甘い病気ではないということです。

ちなみに、がんからの生還者たちががん患者さんに最も伝えたいことが「自立」です。がんには、自分で治そうという「自立」が不可欠と言います。医者にすべてお任せというような「依存」ではなかなか難しい病気は治りません。そのことは、私たち「e‐クリニック」のデータでも裏付けられていて、病気に対するとらえ方が治癒率を大きく左右することは明らかなのです。

ただ問題はどのように伝えるかです。**たとえ生還率が非常に低いと思われる場合でも、治った人の例を伝えて、「治った人がいますから、その人の努力を参考にして治していきましょうね」と希望を添えた言い方をするべきです。**

よくドラマであるような「がんがかなり進行しています。余命は3カ月から半年です」といった突き放すような告知はすべきではありません。そもそも**がん治療において「余命」ほどあてにならない数字はない**のですから。

## 「余命○カ月」は、自助努力で変えられる

医者がよく口にする「あと○カ月」「あと半年」というのは、なにを根拠にした数字なのでしょうか。高度な専門家である医者が口にすると、もはや避けることのできない絶対的な運命のように感じてしまいますが、じつはそんなに信頼できるデータではありません。

医者はマニュアルにあるとおりに余命のデータを告げているだけなのですが、そのマニュアルそのものが、かなりいい加減なのです。どうしてかというと、**マニュアルに書かれているのは3大療法だけを受けた人のデータで、素直に医者のすすめに従った人たちのこ**

**としか載っていない**からです。

たとえば、私のまわりにいるがんからの生還者たちは、医者からさじを投げられながら、自助努力で生還を果たした人たちです。医者のもっているマニュアルには、この人たちのことはまったく載っていません。

**生還者たちのほとんどは、3大療法だけでなく、自助努力もしっかりと行い、必要に応じて中医治療を受けたり、気功やヨガを行ったり、ほかの生還者からカウンセリングを受けたりと、いろいろなことを実践しながらサバイバルを果たした人たちです。**

こういう人たちのことをまったく無視した統計は、これからがんを治そうとしている人にとっては無意味でしょう。実際、医者から「余命3カ月」と言われて10年後もぴんぴんしている人などは、星の数ほど存在します。そのあたりは、実際に生還者の人たちに話を聞いてみるといいでしょう。とにかく、**医者の言う「余命○カ月」は、天気予報よりもあてにならないデータなのです。**

ポイント 30

# がん治療の第一歩は生活習慣の見直しから

## がんは生活習慣病のひとつと認識すべし

がんと言うと、悪い意味で宝くじのように確率で発症するものであると思っている人が多いかもしれませんが、**現代ではがんは生活習慣病のひとつであるという考え方がずいぶん浸透してきました。**

がんは数年から十数年にわたる生き方の結果としてできたものですから、生活習慣病であるという考え方は間違っていません。確率で発症するのなら、自分ではどうすることもできませんが、自分の生き方の結果として発症するのなら、これまでの生き方を改めれば治すことが可能です。

がん細胞は体の細胞が分裂するときに、正しい遺伝情報が伝わらないことで発生します。これはある確率で誰にでも起こります。しかし**健康な人なら、できたがん細胞は自然に消滅したり、白血球やリンパ球などの免疫細胞に殺されたりして増えることはありません。**

ところが、ストレス負荷が続いたり、体の免疫力が低下していたり、栄養が不足していたりすると、防御システムのすきを突いてがん細胞が増殖し始めます。これが体の手に負えないまでに巨大化し、体の機能を阻害するようになったのが、病気としてのがんです。ですから、**「がんを大きくしてしまう」というポイントに生活習慣や生活環境が大きな影響を与えているわけです。**

## 自分を変えなければ、がんは治らない

頭のなかに中国の万里の長城をイメージしてください。あの長大な城壁は、中国の人々を長年悩ませていた異民族の侵入を防ぐためのものです。ここで万里の長城を体の防御システム、侵入してくる異民族をがん細胞だとすると、がんを発症した人は長城の一部が崩れてしまっている状態にたとえられます。

**3大療法は、侵入してきた異民族を迎撃するプロセスと言えます。入ってしまった異民族を放置すると、国のなかがめちゃくちゃになりますから、これは必要な措置です。**しかし、それにばかり気をとられてしまい、崩れた長城を直さないでいると、次から次へと異民族がやってきてしまいます。がんが再発、転移を繰り返すのと同じイメージです。

ですから、入ってきた異民族を退治するのと並行して、崩れた長城も直さなければなり

ません。がんの場合は、**がんの発症を許してしまった生活習慣、生活環境を是正すること**
**が必要というわけです。**

しかし、これは人によって千差万別です。**タバコ**の人がいれば、**アルコールのとり過ぎ**の人もいるでしょう。**仕事のストレス**の人もあれば、**食事の乱れ**の人もいます。**運動不足**や**人間関係の悩み、金銭トラブル、がんばり過ぎ、気のつかい過ぎ**といった原因もありそうです。**冷えや慢性肩こり、肥満、糖尿病、考え方**が原因のこともあります。

それらの環境のうち、どれががんの原因かを特定することは、あまり意味がありません。一番大切なのは、崩れてしまった長城を補修して、がんにならない体質を作り上げることなのです。

脅かすわけではありませんが、**自分を変えることができなければ、がんが治ることはありません。**医者の手助けにより、一時的に治ったように見えたとしても、自分を変えていない人はそのうち再発、転移したり、最近増えている多重がん（違う部位にがんが発生するもの）になったりします。かりに、がん治療の一環として生活習慣の見直しを提案しない医者がいたとしたら、その医者は無知と言わざるを得ません。

ポイント
31

# 最も役立つ治療は、がん生還者のアドバイスである

## がんの「生死の境」は、運・不運ではない

**同じような状態のがん患者なのに、一方が生還し、もう一方は亡くなってしまう。その差は一体どこにあるのでしょうか。**それどころか、初期のがんであっさりと命を落としてしまう人がいる半面、かなり進行したがんで死の淵をのぞいたのに持ち直して全快する人もいます。私はこのことに長年興味をもってきましたが、そこには運・不運では片づけられない根本的な差があると確信するようになりました。

**それは、患者さん本人の「意志」です。**

私たちは3期以上の重いがんからの生還者を「がんサバイバー」と呼んでいます。**彼らと密にコミュニケーションをとりながら、ひとりでも多くのがん患者を救うために役立てようとしています。**

あるとき、がんサバイバーのみなさんにひとつの問いかけをしてみました。

「あなたは見事、進行したがんから生還されましたが、がんが治らない人と治ったあなたとの決定的な違いをひとつ選ぶとしたら、次のキーワードのうちのどれでしょうか?」

・医者　・家族　・友だち　・情報　・治療法　・食事　・考え方　・努力　・運　・そのほか

その回答は、1位「考え方」、2位「食事」。この2つが突出して多く、次いで「治療法」、「家族」、「運」が並びました。「医者」は「そのほか」より少し多いだけの最下位グループです。「医者」は「運」よりも下位なのです。

つまり、がんから生還するには、生き方を変える、考え方を変える、生活習慣を変える、自立する、食生活を見直すといったことが必要なわけです。言い換えれば、**自分を変えることができなければ、がんは治せないということです。**

## 多くの生還者にアクセスできる体制こそが必要である

がん患者にとっての一番の希望は、評判の高い名医などではなく、**自分と同じ病気、同じ状態から生還したサバイバーの姿です。**「あの人にできたんだから、自分も」という気持ちは、がんに立ち向かうための有効な武器となります。そう思うだけで、免疫力がアップするからです。

そのためには、できるだけ多くの生還者たちにアクセスできる体制が必要です。私の主催する「e‐クリニック」でもいろいろなサバイバーネットワークとの連携や協働を図りながら、場合によっては紹介などもしています。また、「e‐クリニック」の医者のなかには、がん生還者がいます。

ところで、**世の中にはたくさんの患者会がありますが、すべてが理想的に運営されているわけではありません。**とくに医者が主導している患者会は、どちらかというと死の受容がメインテーマになっていたりします。悲壮感が漂っていて、あまり治癒率は上がりそうにない雰囲気だそうですが、その原因は医者がそもそも「がんは治る」と信じていないためでしょう。

一方で、非常に独善的なカリスマサバイバーに牛耳られている患者会もあります。アドバイスが偏りがちなので注意が必要です。やはり**患者さん主導で運営され、医者が舞台裏で支えるような患者会が理想に近い形なのでしょう。**

ポイント

32

# 大学病院やがんセンターは治療よりも教育・研究を優先している

## 「大学病院だから最先端の医療を受けられる」は勘違い

私の出身大学の大学病院は、ロビーにこんな貼り紙がしてありました。

**「当院は個々の治療よりも医学教育と医学研究を優先します」**

つまり患者さんの病気を治すよりも、教育と研究のほうが大事なので、あらかじめ了承しておくように、というわけです。

その姿勢はネーミングにも表れています。「○○大学医学部付属病院」**という名前は、大学の医学部が主で、病院の存在が従であることを示しています。**私は大学生のころからその姿勢に違和感をもっていましたが、今の時代でもそれが続いていることには驚きを禁じ得ません。

病院というものは、患者さんを治すことが最優先のはずです。それなのに学問や教育を優先させるというのでは、病院と名乗る資格はありません。もちろん医学研究は大切ですから、どこかできちんとやらなければなりません。**そうであれば、医学部が病院に付属するべきではないでしょうか。**医者を育て、医学を研究する片手間に患者を診るという今の大学病院の姿勢は、もう100年くらい古い考え方だと思います。

それにもかかわらず、多くの患者さんは大学病院が大好きです。そこに行けば、最先端の医療が受けられると錯覚するからでしょう。たしかに、特殊な病気にかかってしまった場合や、実験材料となるのを覚悟のうえで最新の治験を受ける場合には、大学病院はそれなりの利用価値があります。しかし、そうでない場合には、あまり近づかないほうがいいのではないでしょうか。とくに、風邪や便秘程度で大学病院に行くのは考えものです。待合室で変な病原菌をもらってしまう可能性もあるわけですから。

## がんセンターは抗がん剤の「実験場」である

**大学病院と並ぶ時代錯誤の医療施設が、全国に20カ所あまりあるがんセンターです。**がん患者さんの多くが大学病院やがんセンターへ行きたがりますが、実情からみるとどちらも存在させておく理由は薄いと思います。大学病院やがんセンターがなくなっても、がんで死ぬ人の数は増えないでしょう。

がんセンターが時代錯誤であるという理由は、3大療法、とくに抗がん剤だけでガンを治そうとする発想が大勢を占めていることです。**極端に言えば、がんセンターは抗がん剤の実験場です。**

しかし、これまでにふれたように、がんを治すためにはメンタルのケアや食事の指導、生還者たちによるサポートなど、さまざまな要素が必要です。そういう時代の流れに逆行するような、3大療法オンリーのがんセンターには、あまり大きな期待を抱かないほうがいいでしょう。

そして、大学病院と同じく、がんセンターも医療研究機関としての面を優先しています。抗がん剤を中心とした3大療法を徹底的に研ぎ澄ましていくのが、がんセンターの存在意義なのです。

**大学病院やがんセンターに行くなとは言いませんが、けっして大きな期待をもち過ぎないことです。**薬に過度の信頼を寄せるのと同様に、まじめな日本人は医療機関にも過大な期待をもち過ぎます。ほかの多くの病気と同様に「がんは自分で治すもの」としっかり認識して、最先端医療だけで治してもらおうとは思わないことが大事です。

ポイント
33

# 新薬の治験は、患者のために行っていない

## 治験には覚悟が必要

**治験とは、医薬品などの製造販売に関して、薬事法上の承認を得るために行われる臨床試験のことです。**「治療の臨床試験」を略して「治験」と言います。要するに、きちんとした手続きを踏んだ人体実験です。

なかなか病状が好転しない患者さんの場合、「なにか治験でいい薬はありませんか」と訴えてくる場合があります。いわゆる「わらにもすがる」という状態です。その気持ちはよくわかりますが、治験に参加するにはある意味覚悟も必要です。

**治験はあくまでもデータをとるためのものであって、患者さんを治すことを目的としたものではありません。**

確かにラッキーにも奏功する場合もまれにあるでしょうが、命を失うおそれもあります。また、はなはだ理不尽な話ですが、比較試験を行うのが一般的ですので、必ず50%の確率でプラセボ（新薬でない治療）、つまりハズレの治療を受けるはめになることも覚悟しなくてはいけません。

さらに、これまた理不尽の極みですが、**科学的な根拠（ＥＢＭ）があるかないかを調べるテストですので、治験の治療法（ハズレかアタリかの区別なく）を試している期間は、他の治療法が原則として禁止となります。つまり効果があるかもしれないほかの治療法はすべてストップしなくてはいけないのです。**これが治験を受けるということです。

## そもそも、がんに特効薬は存在しない

私は大学院時代に分子生物学を専攻し、遺伝子レベルでの発がんメカニズムを日夜研究していました。

そのころは遺伝子工学や分子生物学が脚光を浴びていて、次々と発がんのメカニズムが明らかになっていきましたが、それらはあくまでも試験管レベルの話であって、がん治療に直接結びつくものではありませんでした。

何度も述べたように、**がんは生活習慣病ですから、自分の考え方を改め、生活習慣や生**

**活環境を劇的に変えない限り治りません。**ひとつの治療法、ひとつの治療薬で簡単に治る病気ではないのです。そこのところを徹底的に認識しないと、「どこかに隠れている名医」をあてもなく探し求めたり、「すごい効き目の特効薬」にお金をつぎ込んでがっかりすることになりかねません。

世の中には人の弱みにつけ込んでお金を儲けようとする輩《やから》がいます。原価の安いものを高価な治療薬、高価な健康食品に仕立ててもっともらしく売っている業者は枚挙にいとまがありません。**悲しいことに、私と同じ医者の立場でそれをやっている人までいます。**インターネットを使った怪しげなビジネスもよく見かけます。

**高価な治療法や高価な健康食品に心が動いたときには、利害関係のない医者や、がん生還者と相談するべきです。**彼らが勧めてくれれば受け入れればいいし、そうでなければきっぱりと断ればいいと思います。

## コラム　がんには総力戦が不可欠

すでに何度も述べたように、がんは生活習慣や生活環境によって生み出された全身の病気です。これには特効薬はなく、今の医学で主流になっている3大療法も時間稼ぎの対処療法でしかありません。たとえ3大療法でがんが退治されたと思っても、がんの元凶となっている原因が放置されたままであれば、いずれ再発、転移してきて苦しめられます。

3大療法だけががん治療であると考える医者、患者だと、この繰り返しで体がぼろぼろとなり、ついには栄養不足、体力不足、気力不足の状態に陥ってしまい、やがて力尽きて死んでしまいます。

私たちが提唱している「セルフ治療」は、がん生還者のみなさんの意見を取り入れて導き出したものです。患者さんの考え方や食などの生活習慣そのものを根本的に是正しながら、免疫力を向上させ、自律神経のリズムを整えていきます。その過程で、慎重にさじ加減をしながら3大療法も取り入れていきます。

そこには、家族の協力や仕事の調整、がん生還者からのアドバイスやサポート、運動指導、栄養指導といった多方面からの協力が欠かせません。もちろん、信頼できる医者からの支援は言うまでもありません。

つまり、現代で王道とされるがん治療は、あらゆるものから役に立つものを集め、いいとこどりで利用する総力戦なのです。これを「面倒くさい」とか、「もっといい方法はないのか」と思う人は、残念ですががんには勝てません。

ちなみに、私たちの経験でがんに負けて死んでしまう人のタイプがわかっていますので、ご紹介しましょう。

・考え方を変えない人
・生活習慣を変えない人
・がんを甘く見ている人
・自立できない人
・医者の言いなりになる人
・がんに特効薬や特効治療があると思っている人
・努力しない人
・意志の弱い人
・投げやりな人

第5章

# 〝病気を治せる医者〟だけが知っていること

ポイント

34

# 病気が治ることと〝健康〟は、別のことである

## 「健康」の反対が「病気」ではない

**1本の線をはさんで、向こう側が健康だとすると、こちら側が病気。**西洋医学的な考え方によると、健康と病気の関係はそういうイメージです。そして病気にはひとつひとつ病名があり、それに対する標準的な治療法があります。

しかし西洋医学と対照的な存在である**東洋医学では、健康と病気の間に明確な境界はありません。**健康と病気の間には、健康でも病気でもない「未病《みびょう》」という状態があります。未病は少し健康が損なわれた状態のことです。

西洋医学は診察によって病名を決めてから治療を開始します。つまり、明らかなサインがなければ、治療はスタートできないわけです。それに対して、東洋医学では未病のうちから治療を始めます。もっと言えば、**まだ健康の段階であっても、来るべき健康度の低下に備えて健康度を高めておこうという活動もします。**こういう発想は、西洋医学にはまったくありません。

私は、**病気か健康かという区別にはあまり意味がない**と思っています。したがって、病気が治ったからもう健康だという考え方もナンセンスだと思います。そんな単純な二元論で人の体は語れないはずです。

**私の考え方は、病気や健康という状態ではなく、すべての人を健康度（病気度）で判断するというものです。**あらゆる人が、健康度0から100の間にいると考えるわけです。こうすると、今病院のベッドで寝ている人は健康度20とか、会社に行っているけれど頭が痛くて風邪っぽいなら健康度60というように、シンプルに体の状態を表すことができます。

## 40歳は人生の峠、健康に対する認識を改める好機である

若いうちは体の健康度が基本的に高く、疲れたり無理をしたりしてもひと晩眠れば元に戻ったりします。それが中年と言われる年齢にさしかかると、急に低下してしまい、「無理がきかない」体になったことを思い知らされます。

**健康度は下る一方の坂道のようなもの**で、生まれた瞬間を頂点にして、歳を重ねるにつれて低下していきます。その勾配は同じ調子ではなく、**40歳を過ぎると急な下り坂になります。**したがって、なにもしなければ40歳を過ぎて一気に健康度が低下し、元気で長生き

できる確率が下がってしまいます。

その下り坂をゆるやかにしようという発想は、西洋医学にはありません。なにしろ、「病気でなければ健康」という二元論なのですから、**健康度に不安があるというだけでお医者さんにかかっても相手にしてもらえません。**「気のせいですよ」「みんなそんなものです。精神安定剤か睡眠剤を出しておきますか？」と言われてしまうでしょう。

**病気にならなければなにもできないというのは、西洋医学の致命的な欠陥です。**健康か病気かの二元論なので、病気の症状がおさまってしまうと、もう面倒を見てもらえません。おさまったのは症状だけで、病気の根本原因が解消されていなくても、再発するまではなにもしてくれません。

このような西洋医学の欠陥について、患者の側でももっと知識をもつべきです。**西洋医学以外の知識も取り入れ、健康度の低下に歯止めをかけないと、健康で長生きすることは難しいかもしれません。**

ポイント

35

# 健康とは、
# ただで手に入れられるものではない

## 受身の姿勢ではダメ！

昔の日本人は「**水と空気と安全はただ**」と思って生きていました。最近ではミネラルウォーターが売られるようになり、かなり自然環境に恵まれたところに住んでいる人でなければ「水はただ」とは思わなくなったようですね。

では「健康」に関して、人々はどう考えているのでしょうか。おそらく若い人の多くは、「**普通にしていれば健康はただ**」と思っているでしょう。なにか健康に問題がある人も、「健康保険があるから医療費が安く済む」と思って、最小限のコスト負担をしながら病院に通っていると思われます。

しかし、そういう受け身の姿勢では、健康で長生きすることは難しいのです。**現在の世の中は化学物質にあふれていて、長い目で見れば健康に害となるものがたくさんあります。**それらを「安いから」「おいしいから」と考えなしに摂取していくと、やがては自己免疫力が低下してしまい、時を経てがんをはじめとするさまざまな病気に苦しめられる可能性が高まります。受け身の姿勢ではダメだというのは医者に対する態度もそうで、**お医者さ**

**んが処方する薬を無批判に飲み続けていると、やはり免疫力が下がります。**

たとえば、**睡眠薬を常用している人は、明らかに寿命が短くなるというデータがあります。**

ある研究では、睡眠薬を常用することでリンパ球の機能が低下し、免疫力が下がってしまうからです。睡眠薬であるトランキライザーを使用した場合、男性で31％、女性では39％も死亡率が増加すると報告しています。

## まず、毎日摂取する食べ物から気をつかおう

牛丼屋やハンバーガーショップなどは激しい価格競争を繰り広げ、「ワンコイン戦争」などと言われています。それだけでなく、スーパーなどで売られている食料品も、少しでも安くしたいという努力がありありと見えます。

しかし、**人間の体を維持するための食べ物には、ある程度は気をつかうべきでしょう。**

飢え死にしそうな状態ならともかく、普通に生活できるレベルの人であるならば、「安ければなんでもいい」という態度は改めたほうがいいと思います。なぜなら、安いものには必ず理由があるからです。つまり、安い食品ほど免疫力を下げる物質が入っている可能性

が高くなるからです。
ものすごく神経質になって、「野菜は有機栽培の無農薬、生産者の顔がわかるものしかダメ」などと言いだすのは行き過ぎと思いますが、**「化学物質は免疫力を下げる」という**
**ことを念頭に置いて、「安ければいい」という態度はやめましょう。**

**健康で長生きするためには、「自立」が非常に重要です。**誰かに、なにかに寄りかかって楽をするという生き方をやめ、自分で考え、自分で判断して生きることが健康を維持するためには欠かせません。

高価な健康食品や健康器具などにお金を使う必要はありませんが、500円のハンバーガーセットを800円の焼き魚定食にするくらいのコストは使いましょう。

そして体を甘やかさず、適切な運動をするべきです。別にジムに通わなくても、近所を散歩したり、出勤のときにひと駅余計に歩くくらいで充分です。**健康にはある程度のコストと、自助努力が必要であることを覚えておきましょう。**

あくまでも個人的な意見ですが、食べ物、ベッド、椅子、靴には、ことさら選択にこだわり、それなりにコストをかけたほうが、長い目で見れば得のような気がします。

ポイント
36

# 「医者の言うとおりにすれば元気で長生きできる」は大間違い

## 医者は健康には詳しくない

**「医者の不養生」**という言葉があります。医者は患者にはいろいろ厳しいことを言うけれど、自分自身は案外不健康な生活を送っているものだという意味です。

実際にそのとおりで、**世の中の医者のほとんどは健康というものをよく知りません。**なぜなら、西洋医学の勉強しかしていないので、「病気でなければ健康」というおおざっぱな考え方で生きているからです。

客観的に見てみると、医者の仕事は健康からかなり遠いものです。患者という他人の人生に寄り添うために、時間は不規則で手間は膨大、人の生死にかかわるために責任感からくる精神的な負担はものすごく重くなります。もし私が医者でなければ、**「元気で長生きを望むなら、医者になってはいけません」**と言っていたかもしれません。

実際に調べてみると、医者の寿命は普通の人と比べて短くなっています。ストレス負荷と不規則でタフな生活が寿命を縮めているのだと思います。

医者が健康に詳しくないとすると、なにに詳しいのでしょうか。それは、病気と薬です。

ただし、西洋医学の教育しか受けていない医者には、病気の症状を緩和することがメインで、「どうすれば病気にならないか」などはうまくアドバイスできないはずです。

しかし、健康で長生きするためには、病気にならないような自助努力が絶対に必要です。**病気になってはじめて面倒を見てもらえるような医者の言うことを聞くだけでは、健康で長生きするのは難しいでしょう。**

そもそも、普通の人より短命な医者に、長生きの秘訣を聞くということが、無理難題の類なのだと知っておくべきなのです。

## 西洋医学以外の、長い歴史をもつ〝医学〟にも目を向けよう

西洋医学にはたかだか200年の歴史しかありませんが、**世界にはもっと古い医学がたくさんあります。**チベット医学、ウイグル医学、アラビア医学、アーユルベーダ、そして中医学です。それぞれ長い歴史のなかで伝えられてきたものなので、現代の私たちにも参考にすべきことがたくさんあります。

なかでも中医学は日本の漢方と同じ流れをくむだけあって、日本人にはなじみ深いもの

です。そして**中医学の考え方は「自己治癒力を高めて病気に打ち勝とう」というものなので、「どうすれば病気にならないか」「健康な体を維持するにはどうしたらよいか」といった問題にはきちんとした答えがあります。**

西洋医学は症状を解消することを主眼とする医学ですが、中医学は病名などにはあまりこだわらず、体を本来の状態に戻すことを目的とします。だから健康のことを知りたければ、西洋医学の医者ではなく、中医学の医者に尋ねるべきなのです。

**中国には、西洋医学を学んだ西医師と、中医学を学んだ中医師がいます。**大きな病院にはこの2種類の医者が常駐していて、協力して病気を治そうとします。おもしろいのは、西医師よりも中医師のほうが長生きなことで、ふだんから自己治癒力を高めようと努力しているから長生きなのだそうです。

中国のように西洋医学と東洋医学のいいところを取り入れた医学というのは、魅力的です。**日本にも西洋医学の医者だけでなく、中医師やアーユルベーダ医師を導入し、西洋医学一辺倒の現状を変えなければならないと私は思っています。**

ポイント 37

# 病気の9割は、自分で治すことができる

## 高血圧、糖尿病、高脂血症……病院が歓迎する病気ほど通院の必要はない

ビジネスの世界では「リピーター客を作れ」というのは経営の鉄則です。新規客を獲得するには手間やコストが必要ですが、定期的にやってきてくれる常連顧客を作れば、手間いらずで利益を上げることができるからです。

病院経営でもその理屈は同じで、**病院もやはりリピーター客を歓迎します**。そして、できれば難病の患者さんよりも、「**今すぐ生死にかかわることはないが、高価な薬を使ってくれて、定期的に検査もしてくれる患者さん**」を喜びます。

どんな人がそれに該当するのでしょうか。それは**高血圧、糖尿病、高脂血症、肥満症、痛風、便秘症、頭痛、腰痛症、不眠症、自律神経失調症**といった生活習慣病や生活環境によって引き起こされる病気の患者さんです。今の日本には、これらの病気で病院に通っている患者さんが少なくとも3000万人はいると言われています。そして、病院や製薬会社は、これらの患者さんたちを陰で「おいしい患者」と呼んでいます。病院側の責任が重

くなく、ほぼ同じ手間で毎回お金を払ってくれるからです。

しかし、私に言わせればそれらの患者はムダに医療機関にお金を払っているだけです。なぜなら、**それらの病気は薬も診察もなしで自力で治すことができるものばかり**だからです。もしもこの患者さんたちが病院に行かなくなったらどうなるでしょう。手間いらずで儲けていた病院や製薬会社は困るでしょうが、病気を治そうとする医者は深刻な病気の患者さんにその分の時間を回せるので歓迎するでしょう。

## 治療と薬の9割は、ムダである

私の見るところ、病院に来ている患者さんたちのうち、**9割は病院に来る必要のない人たちです。**自宅で安静にしていればよくなる人や、生活習慣を正すことで健康がとり戻せるはずの人たちが病院の待合室の椅子を埋めています。そうなってしまう理由は、誰も「あなたは病院に来なくても自分で治せますよ」と言ってくれないからです。

お医者さんは西洋医学一辺倒の考え方で頭が固まっていますから、**自分が治療しないと患者さんは治らない**と決めつけています。患者さんは「病気はお医者さんが治すもの」と思い込んでいますから、病院に来なくても治るなんて想像すらしていません。病院や薬局、製薬会社は「おいしい患者」が来なくなると困りますから、余計なことは言いません。かくして、**本来は病院に来る必要のない人たちがやってきて診察を受け、検査をし、薬を処方されて帰ります。その全部が、本当はいらないものなのです。**

ムダな治療、ムダな薬がこんなにもたくさん存在する理由は、「おいしい患者」の払う治療費や薬代が健康保険で安く抑えられているからです。患者が賢くなると同時に、生活習慣病を中心とした「おいしい患者」の病気を健康保険の適用外としたら、おそらく9割の患者は病院に来なくなるでしょう。

**ムダな治療、ムダな薬は健康保険から支払われています。国の健康保険は赤字で、税金から補填《ほてん》されていますから、このムダは国民にツケが回されていることになります。**それがどのくらいの金額かは定かでありませんが、きちんと計算すれば結構な額のはずです。

ある日、「風邪は保険適用外」「糖尿病は自由診療」「高血圧も自由診療」ということになったら、最初のうちは患者さんは大騒ぎをするでしょうが、やがては慣れてしまい、そのうちに本来病院に行く必要はなかったのだと悟るかもしれません。

ポイント
38

# 「走る」ことは、健康によくない

## 「健康のため」ならジョギングはやめよ

「健康のために運動をしてください」と言われて、「じゃあ久しぶりに毎朝、家のまわりを走るか」と思ったら、それはやめてください。「走る」という行為は、じつは健康のためにはよくないのです。

なぜかというと、体は走ることを喜ばないからです。走るということは体にとっては緊急事態なのです。野生の動物を見ればよくわかると思いますが、必要がないのに走るのは人間だけです。野生の動物たちは、獲物を狙うときか、猛獣から逃げるとき、つまり緊急時に必要に迫られて走っているだけです。それ以外にけっして走ることはありません。しかも緊急事態で走ったとしてもせいぜい数分以内のことです。したがって何十分も何時間も走り続けるというのは体にとっては極めて不自然なことなのだと考えるのが自然な発想です。

人間の体には自律神経があり、環境に合わせた生命活動をコントロールしています。その自律神経には交感神経と副交感神経という正反対に働く2種類の神経があります。ごく簡単にたとえると、**交感神経はアクセルで、副交感神経はブレーキです。**怒ったり興奮したりすると交感神経が働き、リラックスすると副交感神経が働きます。

走るという行為は、心臓や肺、筋肉を全力で運転させることになるので、交感神経が活性化します。たとえば朝起きてすぐに走ろうとすると、それまで副交感神経が優位に働いていた状態だったのが、いきなり交感神経が全開となり、体はパニック状態になります。そういう運動が、はたして体によいかどうか、少し考えてみればわかるのではないでしょうか。

## マラソンは20万人に1人の死亡リスクがある

みなさんは走ることを歩きの延長線上にあると考えているかもしれませんが、それは間違いです。**歩くことは日常の運動としておなじみですが、走るというのはかなり例外的な運動なのです。**とくに中年以降の年齢の人は、何日も走っていない日が続くのではないでしょうか。それが普通です。

走るときは交感神経が活性化されますが、歩きでは副交感神経が優位です。とくに朝の風景を見ながらリラックスして散歩するような場合は、副交感神経から交感神経へ、スムーズにバトンタッチが進みます。交感神経と副交感神経の交代は、このようにスムーズに自然のリズムで行われるのが理想で、今まで寝ていた人が急に走りだすような行動は、体に大きなダメージを与えます。

さらに走ることのデメリットを挙げると、**「酸素不足」と「活性酸素過多」という酸素がらみのトラブルがあります。**息が上がってしまって酸素不足になると、体内でのエネルギー代謝に障害が出て、老廃物が多くなったり、がんが増える原因ができたりします。走り終えた後では、酸素が少し変質した活性酸素というものが大量に体内に入り、これが体の組織や臓器を攻撃して傷つけます。

それだけでなく、**マラソンは20万人に1人の死亡リスクがありますが、歩きで死んだ人の話は聞いたことがありません。**健康のためなら歩くのが一番です。

ポイント 39

# 風邪は、たまに引くべきである

## 風邪の発熱は、ウイルスと戦うための自然な体の反応

今は風邪を引いたくらいでいちいち病院に行く人は少なくなったと思います。「**風邪を治す薬は存在しないのだから、病院に行くのはムダなことだ**」という考え方が充分に浸透してきたのでしょう。

しかし私が子どものころは、「風邪は万病の元」と言って、こじらせたら大変と医者に行って解熱剤の筋肉注射を打ってもらったものです。そして抗生物質と胃薬、解熱剤を処方してもらっていました。現代の常識からすると、過保護なほどの診療です。

もうご存じの人が多いので軽くふれておくと、**風邪の発熱を薬で下げるのは、体の自然治癒力の足を引っ張る行為です**。そして風邪に抗生物質を出しても、効果はほとんどありません。つまり、昔の風邪の治療は今の生活習慣病の治療のように、ムダなことや自然治癒力の邪魔をするようなことをしていたわけです。

**人の免疫力は平熱より少し高い38℃から39℃くらいの環境で、最も強力に働く**ことがわかっています。反対に**ウイルスの活性は39℃くらいになると急速に失われます**。つまり、

風邪を引いて発熱するのは、体がウイルスとの戦いを有利にするために条件を変えた結果です。それなのに、解熱剤で体温を下げてしまうと、ウイルスとの戦いに苦戦してしまいます。

また、風邪やインフルエンザは、ウイルスが鼻粘膜や気道の粘膜細胞にとりつくことで感染するウイルス感染です。したがって**細菌にしか効果のない抗生物質をいくら飲んでも役に立ちません。**

風邪はもともと健康な人であれば、自宅でしっかり栄養をとって安静にしているのが一番早く治す方法です。病院に行って注射を打ったり、抗生物質や解熱剤を処方してもらうと、かえって治りが遅くなりますし、せっかくの自然治癒力を損なうことになります。

ただし、勘違いしてもらっては困ることは、自分で治せるからといって放置しておいていいというわけではないことです。風邪を引いているのに養生せずに無理に仕事を続けていたりすると、気管支炎や肺炎になってしまうことがあります。そこは、昔からの言い伝えどおりに「万病の元」なのです。

## たまに風邪を引くのは「避難訓練」と同じ

私はたまに風邪を引くのは体にとってよいことだと考えています。それは、**免疫の予行演習になるからです。**

免疫機構は体の外から侵入の機会をうかがっているウイルスや細菌に対抗するだけでなく、体内でつねに発生しているがん細胞を退治するという大事な働きがあります。その戦力には、白血球やマクロファージがあります。

しかし、この**免疫機構は働く機会がないと、しだいに怠け癖がついてしまう**という困った特性をもっています。筋肉が使わないと衰えるのと同じです。

そこで、ときどきは免疫力を発揮する機会を作ってやるべきなのですが、重い病気で予行演習をやると、万一防衛に失敗したときに厄介です。予行演習のつもりが大病になってしまったのでは、わりが合いません。

風邪はその意味ではちょうどいい機会です。少しこじれても大事にならずに済みますし、うまく治すことができれば、1、2日不快なのを我慢するだけです。

ポイント 40

# すごい「名医」より、「マイドクター」のほうが頼りになる

## 友だち感覚で相談できる医者をもつことが大事

私が接した患者さんからの情報では、**主治医とうまくコミュニケーションがとれている患者さんは、驚くほど少ないようです。**しかも単にコミュニケーションがうまくいかないだけでなく、それが治療の妨げになっているのです。これはとても残念なことです。

医者と患者のコミュニケーションはとても大事です。それがなければ信頼関係も築けませんし、信頼関係がなければ、思いきった治療の提案がしづらくなります。微妙なさじ加減もできないために、患者さんに合った治療よりも標準的な治療を選択しがちになります。それらは患者さんにとってとても損なことです。

しかし、**普通の人である患者さんが、他人である専門医と対等に渡り合うのは大変です。**どうしても強者と弱者、上下の関係になってしまいますから、相手にこちらの言い分を聞く気がない場合は、向こうの意見を押しつけられ、そのまま押し切られてしまいがちです。多くの患者さんが、その流れで不本意な治療を強要されてしまっています。

しかし、**患者さんたちが日ごろから友だち感覚で相談できる医師を知っていたら**どうでしょう。別にその人が主治医でなくてもいいのです。ほかの医者のことも気軽に相談できる医者がいれば、主治医の言葉を解説してもらったり、主治医に伝えたいことをどう切り出せばいいかを教えてもらったりすることができます。場合によっては、直接電話をかけて話し合ってもらえるかもしれません。

**どんなに患者に対して高飛車な医者でも、立場が同じ医者に対しては対等に話をします。**患者からの言い分は聞いてくれなくても、同業者の話は聞いてくれる可能性が高いのです。

## できるだけ若いうちにマイドクターを探しておくべき

そういうマイドクターの話をすると、「でも、**どうやってマイドクターを探したらいいかわからない**」とよく言われます。たしかに、いきなり「友だち感覚で相談できる医者を作れ」と言われたら、医者の知り合いのいない人は戸惑ってしまうでしょう。でも、学校の同級生にひとりくらい医者になっている人はいませんか。もしいるなら、同窓会などで声をかけてみましょう。昔から「医者と弁護士は友だちにもて」と言われていますが、少しは当たっているかもしれません。同級生なら気心も知れているし安心でしょう。

そういう同級生がいない場合は、「友だちの友だち」をあたってみましょう。または、**近所に新しいかかりつけ医を作るつもりで探してみてもいいでしょう。**近所の医者の誰と気が合うかは、会ってみなければわかりませんから、近所の診療所を片端から訪ねることになります。

事前に絞り込んでおきたいときは、近所での評判を聞いて候補をあげておきます。奥様たちのネットワークでは、どの医者がいいかのランキングも必ず話題になっていますから、そのあたりで情報を仕込むといいでしょう。

本当の医療には医者と患者の共同作業が不可欠です。また、一人ひとりの患者に合ったオーダーメイド治療がこれから主流になっていくと思われますが、まだそういうことを認めていない医者もたくさんいます。

**マイドクターはまともな医者のネットワークが社会にいくつもできてくるまでの、「つなぎ」の役割**としてとても重要です。ぜひとも、できるだけ若いうちになんでも相談できるマイドクターを確保しておいてください。

ポイント 41

# 「自然のリズム」に乗った生活は、病気を寄せつけない

## 現代人は「自然のリズム」を無視し過ぎている

「日が昇ったら起きて活動し、日が沈んだら早く寝る」

これは典型的な田舎暮らしの行動パターンですが、どうすれば健康な生活が送れるかを見事に言い表しています。**人間は「自然のリズム」に合わせて活動するのが、最も理にかなっているのです。**

ところが、とくに都会人は自然のリズムを無視して24時間だらだらと生活しています。これが非常に健康によくないのです。

**夜、細胞が作られる時間帯に光をたくさん浴びていると、発がんのリスクが高まります。**人工の光に含まれる電磁波には、日光の紫外線と同様に細胞をがん化させる作用があるからです。

発がんリスク以外にも、自然のリズムに逆らうことのデメリットはいろいろあります。**倦怠感《けんたいかん》や肥満、心筋梗塞に脳梗塞**といった病気や現象が、自然に逆らう代償としてできます。

体力があり、自然治癒力の高い若い間はまだいいのですが、**健康度が急激にダウンする40代以降は、不規則な生活や夜更かしはなるべく避けるようにしましょう。**

私も現役の医者だったころは当直もあり、かなり不規則な生活をしていました。それが病院を辞めてから自分の都合で働く時間帯を決められるようになったので、生活を自然のリズムに合ったものに変えていきました。すると、**50歳を超えたあたりから規則正しい生活の快適さ、心地よさが実感できるようになりました。**

## 1日1回、生体時計をリセットする

みなさんは「**時間医学**」という言葉を聞いたことがあるでしょうか。時間医学とは、生物の生体リズムを研究する学問を医学に取り入れ、治療や予防に役立てようとするものです。欧米では19世紀初頭から、研究が進められてきました。

その時間医学の最大のポイントが「**生体時計**」という考え方です。人間の体には約60兆個の細胞がありますが、それらの細胞を共通のリズムで動かしているのが生体時計です。いわば、天然のペースメーカーです。

**生体時計は活動と睡眠のペースをつかさどることで、ホルモン系、免疫系、神経系の働きを調整し、体全体の機能を正常に保っています。**

この生体時計が正確に時間を刻むには、電波時計と同じように、**1日に1回、自然のリズムに合わせてリセット**する必要があります。そのリセットは、朝のまぶしい光を浴びたときに行われ、それから約15時間後にメラトニンというホルモンの分泌が始まって眠くなります。

つまり、**お日様が出たら起きて、それから15時間後には眠りにつくというのが、私たち人間の自然なリズムなのです。**朝7時に陽の光を浴びて起きたら、夜10時には布団に入るというのが、最も自然で無理のない生活ということになります。昔から言われていた「日が昇ったら起きて活動し、日が沈んだら早く寝る」という行動パターンは、見事に生体時計の働きを言い当てていたわけです。

すっかり夜型生活になじんでいる都会人は、一刻も早く朝型生活に直すべきでしょう。そうしないと、元気で長生きすることはできません。

ポイント 42

# 「ぐっすり」「すっきり」眠れば、体に毒はたまらない

## 20分以上の昼寝は体に毒である

昔は専業主婦のことを「3食昼寝付き」などとからかったものですが、**体によさそうに思える昼寝は、じつは20分以上すると体に悪いのです。**

先に「走るのは体に悪い」という話のなかで、自律神経の説明をしました。自律神経にはアクセルの役割がある交感神経と、ブレーキの役割がある副交感神経の2つがあり、おもに昼間は交感神経が優位で、夜は副交感神経が優位になります。

ところが、**20分以上昼寝をすると、交感神経が活発な昼間に、副交感神経が優位になってしまい、自律神経のバランスが狂います。**その結果、夜に眠れなくなったり、昼間、頭がぼーっとしたりします。

また、ウイークデーの睡眠不足を休日の寝溜めで解消しようと、週末いつまでも寝ている人がいますが、これもまた自律神経のバランスを崩す行動です。

昼寝にせよ、週末の寝溜めにせよ、そんなことをしてしまうのは、睡眠を単なる休息時間ととらえているからです。

確かに脳は睡眠中に休んでいるかもしれませんが、体のほうはけっして休んでいるわけではなく、せっせと働いています。昼間の活動に備えて、夜の間に準備をしているのです。具体的には、たとえば**昼間に低下してしまった自己治癒力を修復したりしています。**

つまり睡眠を軽視するということは、自己治癒力の修復を妨害することにほかなりません。だから、不規則な生活をしている人は病気になりやすいのです。

## 睡眠の質を高めるためには、どうすればいいか

健康生活を送るためには睡眠の質を高めることが大切ですが、それには睡眠のリズムを重視しなければなりません。**いつ眠りに入り、いつ目覚めるかということが非常に重要なポイントになります。**

というのは睡眠も1日のリズムの大切な要素であり、24時間の自然のリズムから独立して存在するものではないからです。とくに、私たちの体は1日のリズムが崩れることをとても嫌います。その大きな理由のひとつは、自己治癒力が1日で回復できなくなってしまうからです。

私たちの体は、その日のダメージをその日のうちに元に戻しておこうとします。自己治癒力というのは、「元に戻そう」とする働きだからです。ところが、睡眠のスケジュールが予定通りとれないと、だんだん自己治癒力のダメージが溜まってしまい、健康度が下がっていきます。

実際、**生活が不規則な人や、慢性的に睡眠不足の人は免疫力が大きく低下していることが多いものです。**

**ぐっすり・すっきり眠るためのコツは、目覚まし時計を使わないことです。**朝、自然に起きたときの目覚めは、とてもすっきりしています。しかし、目覚まし時計で眠りから強制的に覚醒させられると、不快で頭が満足に働きません。副交感神経から交感神経へのバトンタッチがスムーズでないためです。目覚まし時計はバックアップとか保険の意味でセットすることにして、目覚まし時計が鳴る前に自然に起きるのがベストです。

そして、起床時間をできるだけ一定にして、毎日朝日を浴びるようにすると、体内時計がリセットされて、自然のリズムに合わせた生活ができます。

## コラム　「腹八分目」「早起きは三文の得」は正しい

「腹八分目に医者いらず」は、食べ過ぎの害を戒めたことわざです。しかし驚かされるのは、今日の医学が指摘しているのとまったく同じことを、大昔の人は経験だけから言い伝えてきたということです。

現代人は1日に3回食事をするのが普通ですが、これだとたいてい食べ過ぎになります。平均的な人のベストな摂取カロリーは次の計算で求められます。

25×標準体重（キログラム）＝摂取カロリー（キロカロリー）

つまり、標準体重60キログラムの人は、意外に少ない1日1500キロカロリーがベストな摂取カロリーになります。しかし、ファミリーレストランのメニューなどを見てみればわかりますが、普通の食事をすると、すぐに1食1000キロカロリーくらいになってしまいます。

食べ過ぎを防いで健康な体を維持したいのなら、自分で「このくらい」と思った量より30%くらい少なくした食事をとるべきです。「腹八分目」はそれをひとことで言い表しています。

「早起きは三文の得」は夜型生活よりも朝型生活のほうが得であることを示したことわざです。同様のものに、「朝起き千両、夜起き百両」などがあります。

これについては、すぐ前の本文で自然のリズムと睡眠の質として説明しました。実際にがん生還者の人たちのなかには、夜型生活を朝型に変えて、自己治癒力を高めた人がたくさんいます。朝型生活にするだけで、がんが治るか治らないかの分岐点になるくらい、早起きは重要な生活習慣なのです。

夜更かしをやめて早起きするようになると、リンパ球の数が格段に増えたり、基礎体温が上昇したりします。このファクターはどちらもがんへの抵抗力を増し、治癒率を向上させます。

「三文」はほんのわずかな金額でしかありませんが、早起きはお金に換えられない健康という大きな得を与えてくれます。健康で長生きしたいなら、とにかく規則正しく、できれば朝型生活に変えるべきなのかもしれません。

エピローグ

# 100歳まで元気に生きる理想的な医療は、こうすれば実現する

**ポイント 43**

# 「国民皆保険制度」がすべての元凶である

日本の健康保険は「国民皆保険制度」という枠組です。

アメリカのように自由診療が基本の国だと医療費は非常に高額になりますが、**国民すべてが健康保険に加入している日本では、誰もが比較的定（低）額で医療を受けることができるとうたわれています。**

日本の医療関係者はことのほかこの制度を誇りにしていて、ＴＰＰ問題で世論が分かれたときも、「ＴＰＰを導入すると国民皆保険制度が崩壊する」として、導入に反対の立場をとっていました。

アメリカのオバマ大統領も、日本の健康保険制度を見習って、アメリカに導入しようとしています。

## ムダな医療は健康保険があるため!?

しかし私は、今のこの健康保険制度にこそ致命的な問題があると思っています。**日本の医療が硬直化し崩壊の危機に瀕しているそもそもの原因がこの皆保険制度です。**やたらに多い薬が出されるのも、本当は病気ではない人が病院にあふれているのも、この皆保険制度があるためです。

ちょっと荒療治ですが、私が病気ではないと指摘している**風邪や高血圧、便秘、糖尿病といった病気を健康保険の適用外としたらどうなるでしょう。**そうすればカテゴリー1の患者を病院から一掃することができます。自己治癒力を高めるための指導もあちこちでなされるでしょう。**患者さんは健康を取り戻し、医者は本気で診察しなければならない人だけに時間を使えるようになります。**

ポイント 44

# 小学校から「健康」の教育が必要である

**世の中にはまだまだ「病気は医者が治す」「お医者さんの言うことは絶対」「もらった薬は全部飲むべき」という考えで凝り固まった人がたくさんいます。**

どうすれば医療についての正しい知識を広められるのでしょうか。私は、それは教育によるしかないと考えています。**小学校3、4年生の時期から、自己治癒力のことや薬が毒であることを教え始め、中学校までに健康増進や病気予防、薬についての正しい知識、西洋医学と他の医学や民間療法についても概略を教えていくのです。**

これが全国のすべての学校で行われるようになれば、日本の医療を根本的に変えていくことが可能になるはずです。

## 教えるべきは、病気の予防や薬の知識である

学校で子どもたちに教える教科の名前は「健康」または「人間力」がいいかもしれません。**医療のことだけではなく、人間の命の大切さを教えるとともに、どうすればそれを大事に長持ちさせられるかについて**教える教科になるはずだからです。また同時に食や農業、そして地球環境についてもちゃんと教えることにもなるはずです。

あわせて大切な命を守るため、**ストレス負荷への上手な対応方法を小さいころから培っていくことも**不可欠かもしれません。いじめによる自殺がなかなかなくならない大きな原因は、ストレス負荷への対応のつたなさをあげることができます。

一番悪いのはいじめる本人であることは言うまでもありませんが、**いじめる本人を含め、いじめられる人間、いじめを見て見ぬふりをしたり、保身のためにいじめに加担したりする人間たちすべてが、ストレス負荷への対応能力が著しく欠如しています。**したがってストレス上手になるすべを身につけておくことは、社会から、いじめ、ひいては虐待をなくす特効薬になりうるはずです。

ポイント 45

# 〝オプティマルヘルス〟で最高の健康を手に入れよう

「オプティマルヘルス」とは聞き慣れない言葉ですが、簡単に言えば「**その年齢で最高の健康を手に入れること**」です。ひと口に健康と言っても、赤ちゃんの健康、子どもの健康、若者の健康、中年の健康、老人の健康はそれぞれ違います。20歳の人と50歳の人、80歳の人が同じように健康を目指すのは不自然です。

なぜなら20歳の人と50歳の人、80歳の人では、体の状態がまったく違い、20歳の人にできることが50歳では難しくなり、80歳では不可能になったりするからです。

そこで、**自分の歳に見合った健康状態のなかで最高を目指そう**という考え方が生まれました。それがオプティマルヘルスなのです。

## **元気ではつらつとしていなければ健康ではない**

これまでの「健康」の定義は、**「病気ではない状態」のことでした。**でもそれでは、「かろうじて病気にならずに生きている」という人も健康だということになってしまいます。**オプティマルヘルスの考え方では、元気ではつらつとしている人でないと健康とは呼びません。**

要は「つねに健康の度合いを高めておいたほうが、大病することもなく元気で長生きができ、大往生を遂げる確率が高まる」ということなのです。

そのためには、学校で「健康」の授業がスタートするまでの間、次善の策として、e-クリニックのＨＰや私の拙著を参考にしながら、**老化を最小限に食い止め、体と心の両面をつねに最高、最善の状態にもっていかなければなりません。**

それは医者や薬に頼る今の日本の医療では到達できない世界だと私は自負しています。

## 岡本 裕（おかもと・ゆたか）

1957年大阪市生まれ。「e-クリニック」医師、医学博士。

大阪大学医学部、同大学院卒業。大学病院、市中病院、大阪大学細胞工学センター（現、大阪大学大学院生命機能研究科）にて主に悪性腫瘍（がん）の臨床、研究に携わった後、従来の医療・医学の考え方と手法に限界を感じて臨床医をやめる。95年、阪神淡路大震災をひとつのきっかけに「21世紀の医療・医学を考える会」を仲間とともに発足させる。2001年には、本音で答えるウェブサイト「e-クリニック」をスタート。現在はがん患者だけでなく、すべての人を対象に情報発信を行っている。

著書に『9割の病気は自分で治せる』（中経出版）、『一生、「薬がいらない体」のつくり方』（三笠書房）、『薬をやめれば病気は治る』（幻冬舎新書）など多数。

医者が教える
# 本当に病気を治す医者の選び方

発行日　2013年9月11日　第1刷
発行日　2013年9月27日　第2刷

著者　岡本 裕

デザイン　轡田昭彦＋坪井朋子
写真提供　©NAO KINJO/ailead/amanaimages
編集協力　悠々社（山崎修）
校正　中山祐子

編集担当　柿内尚文、小林英史
営業担当　菊池えりか
営業　丸山敏生、増尾友裕、熊切絵理、石井耕平、伊藤玲奈、櫻井恵子、吉村寿美子、大村かおり、高垣真美、高垣知子、柏原由美、大原桂子、寺内未来子、網脇愛、上野結
プロモーション　山田美恵、谷菜穂子
編集　黒川精一、杉浦博道、名越加奈枝、舘瑞恵
編集総務　鵜飼美南子、髙山紗耶子
講演事業　齋藤和佳
マネジメント　坂下毅
発行人　高橋克佳

発行所　株式会社アスコム

〒105-0002
東京都港区愛宕1-1-11　虎ノ門八束ビル
編集部　TEL：03-5425-6627
営業部　TEL：03-5425-6626　FAX：03-5425-6770

印刷・製本　中央精版印刷株式会社


Printed in Japan ISBN 978-4-7762-0801-3